雨上がりの虹

Tanaka Shogo

田中正悟

澪標

メディカルアカデミーの旅

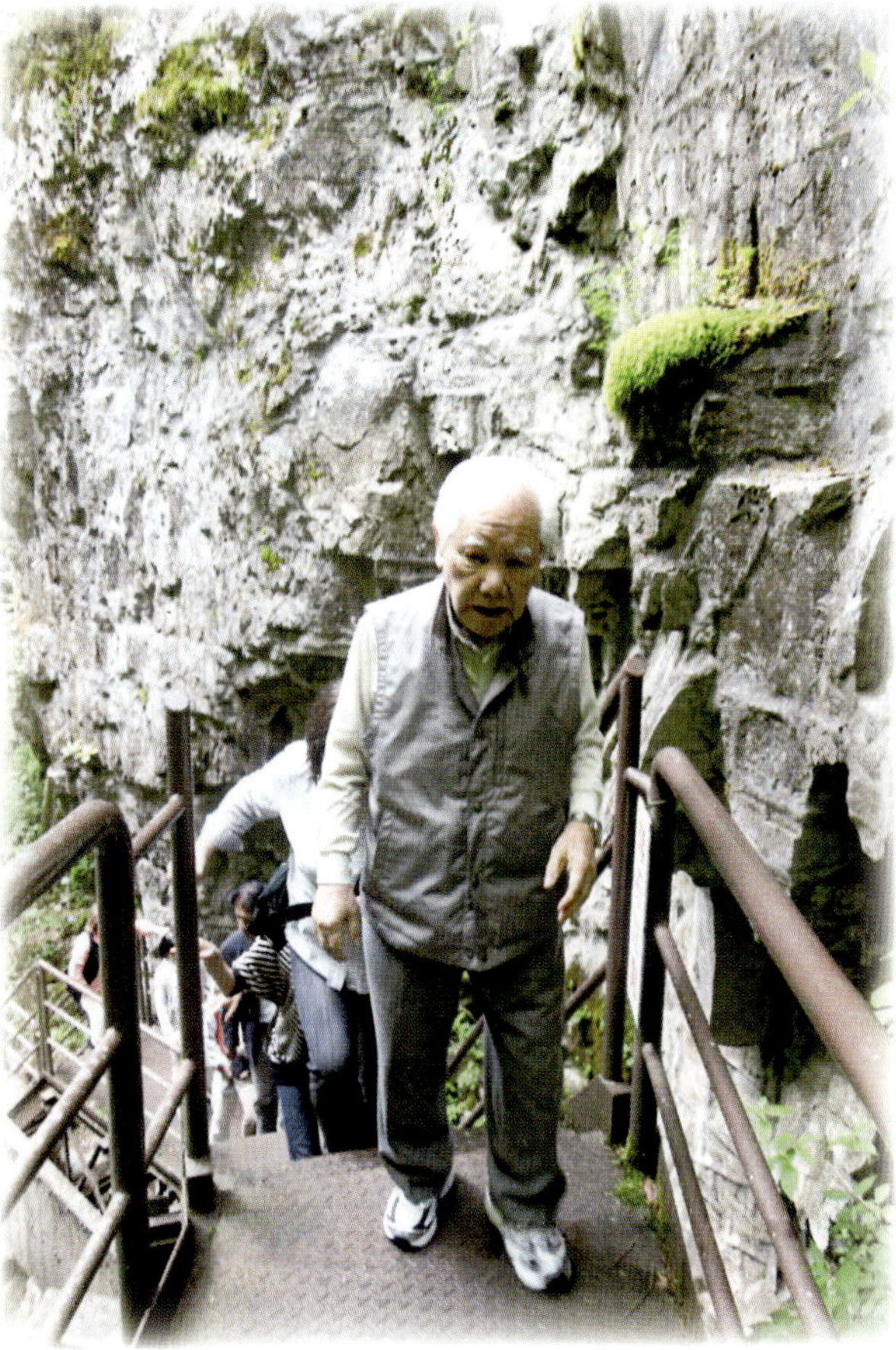

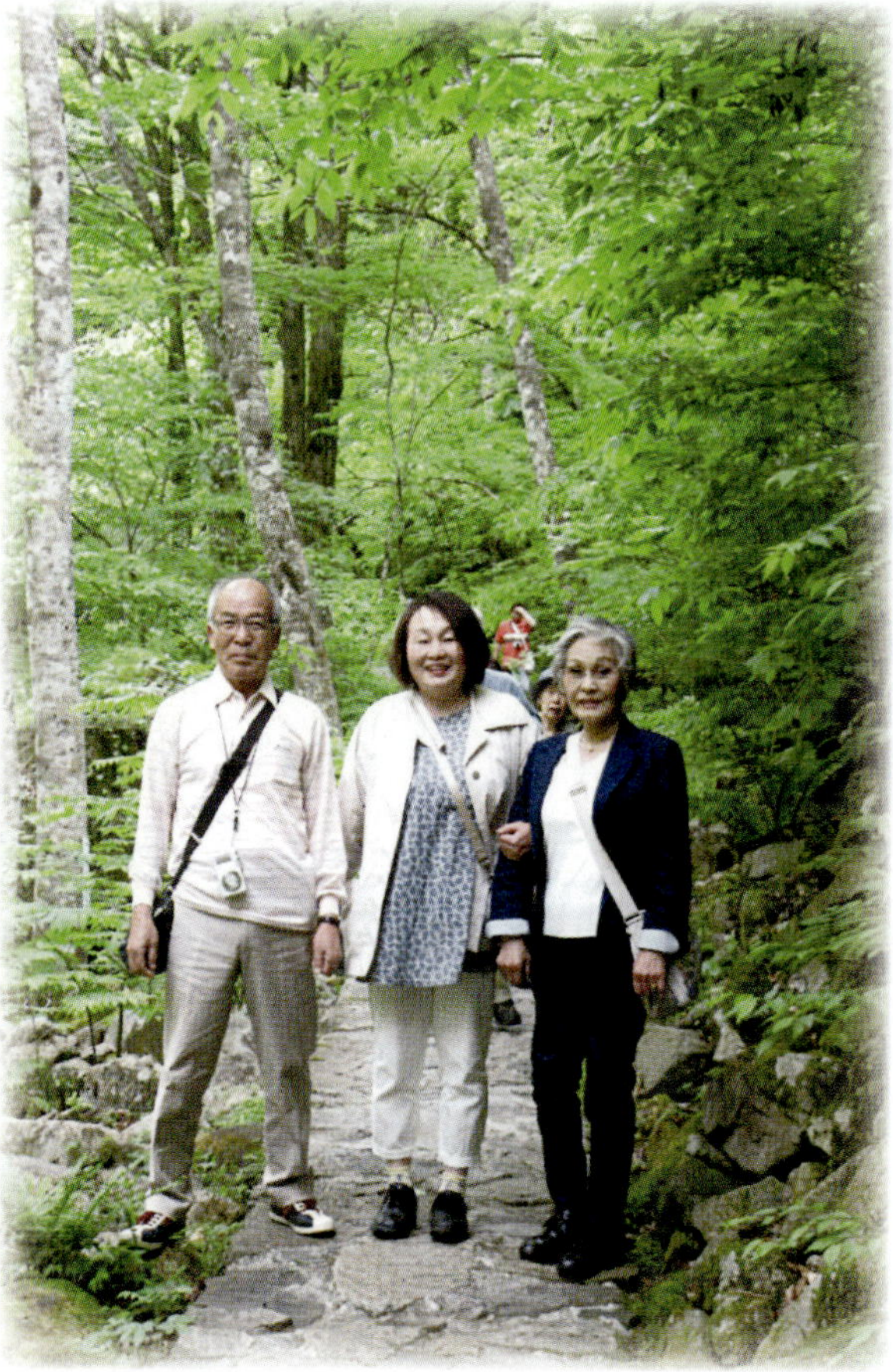

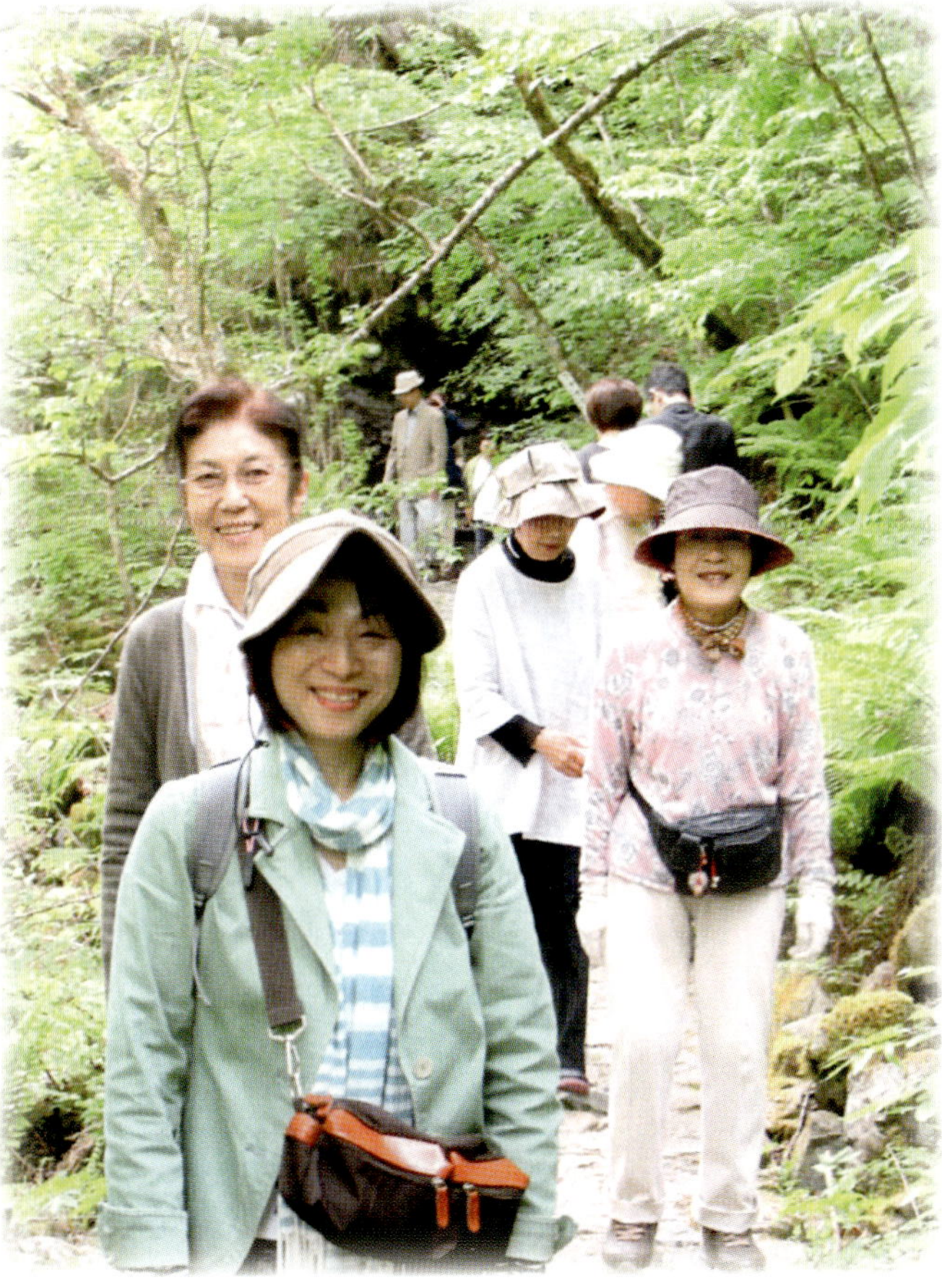

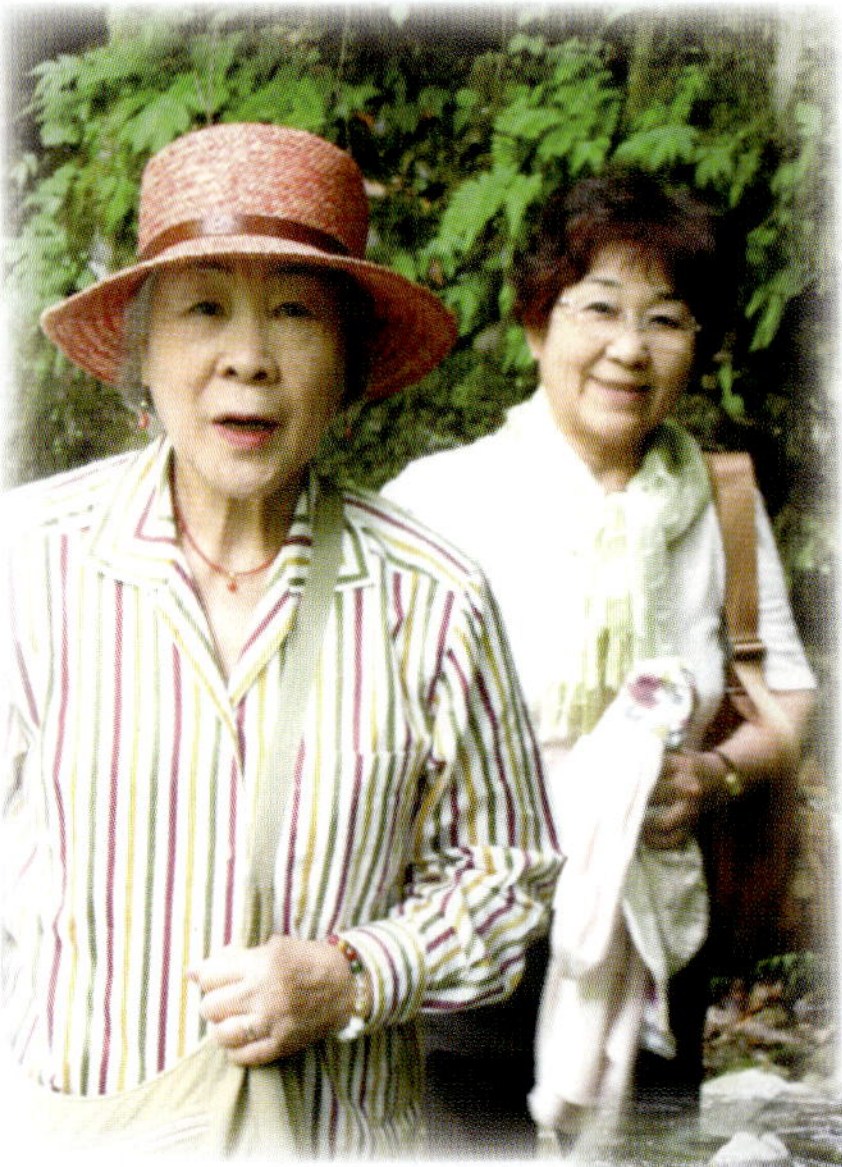
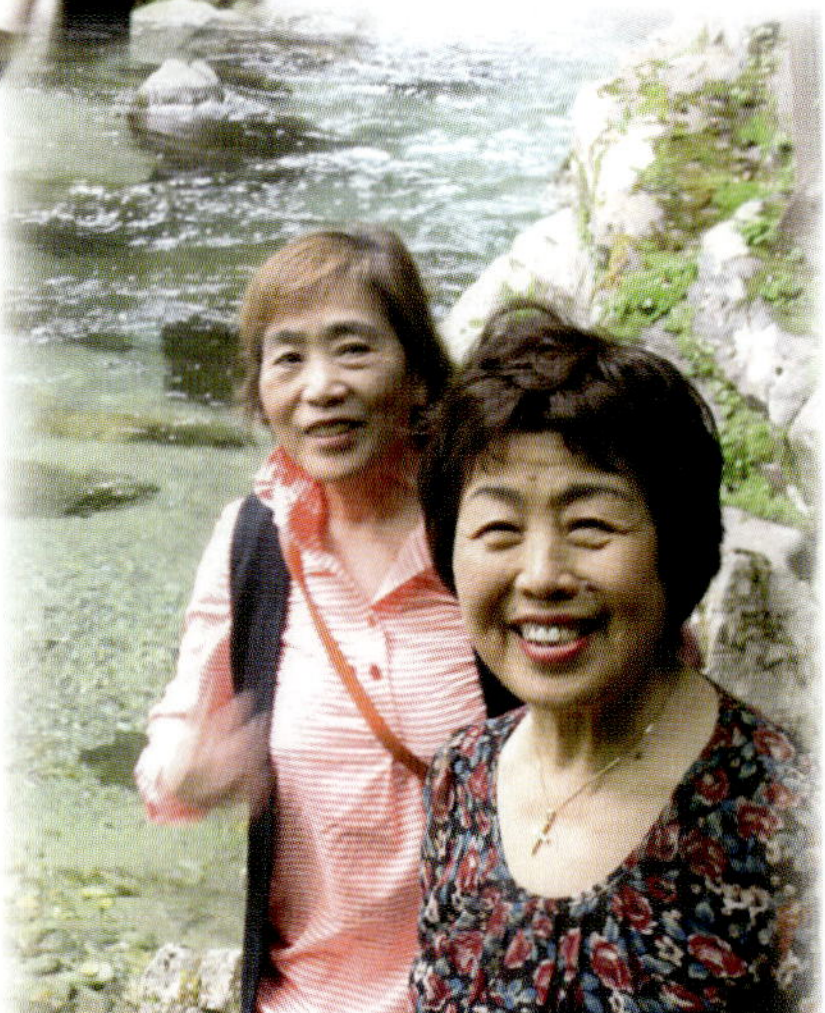

雨上がりの虹　目次

装本　森本良成
画・イラスト　堀みさ子
取材　松村信人

プロローグ

私をこの道に導いてくださった恩師は　アメリカ人です。
恩師が　お亡くなりになるとき　両手をかざしながら
こう言われました。

「僕は　何も出来なかったけれど　一つだけ得意なことがありました。
それは
しおれた花を　しゃんとすること」

現代医学の谷間

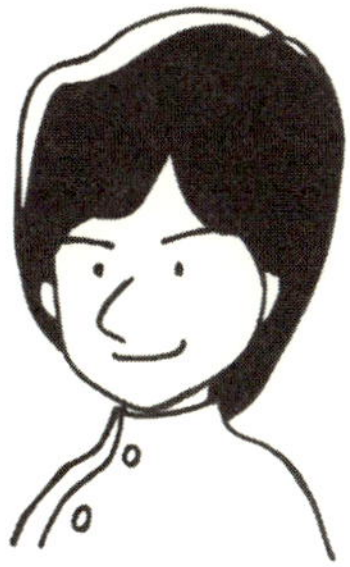

あれはいつの日だったでしょう。

私がかねてから敬愛している大手外食チェーンの役員の山下氏より、北條民雄著作の自伝小説「命の初夜」を薦められました。人格、見識、知識、正義感、その全てを兼ね備えた、知の巨人、山下氏をして、「この世でどのような境遇に生をおいても、北條民雄以上の恐怖や苦しみはない」と言わしめたこの作品は、「ハンセン病」におかされた作者の魂と身体の慟哭の物語でした。

やがて月日は流れ、気がつけば私はいつの間にか代替医療を通して、色々な患者さんと向き合う毎日を送っています。代替医療とは「近代西洋医学以外の全ての医療」の総称です。初めは、北條民雄の苦難ほどではないにしろ、身体に疾患を持つ方々と接するのだから、ある程度の闇は覚悟していたのです。ところが、今私達の所に通って来られる会員（患者）さんは、みなさん明るく、戸惑うほど朗らかな人ばかりなのです。

初めて来院された時は、半信半疑の心配顔。会員さん同士の励ましあいもあり、だんだん不安から解放され明るくなって笑顔や笑い声がたえません。会員さんとのふれあいの時は私自身にとっても癒しの場となっていました。

そしてある時、八〇余名の会員さんと旅行に行った時のことです。旅先の地元の人から「この元気な人達の集まりは何ですか？」と、嬉しい質問。それというのも、高齢の会員さん達が、滝を見るために急な渓谷の坂道をどんどん進んでいく姿を見ていたからです。

またある日、病院ではもう何もする術はないと言われ、体力も失われた末期癌の方が訪れ、待合室で付き添って来た奥さんに「メロンが食べたい」と、力なく言われました。しばらくして施術が終わり待合室にもどると、その方とはその日まで面識がなく先に帰ったはずの会員さんによって、食べやすくカットされたメロンが、テーブルの上に届けられていたのです。人生において一人でも親友と呼べる人が出来たら、それだけでも価値のある一生といえるのに、私は、本当に素晴らしい人々に囲まれています。

英語で私達の手技に最も近いのは、おおまかに分類すると「オステオパシー」といいます。整骨療法とも訳されますが、施術者の信念及び信条により、その療法も幅広く学術的にも色々な側面を持っています。アメリカでは、オステオパシー医は完全に主流の医療に組み込まれていて、イギリスでは、補完代替医療の施術者とみられています。

私が思うにはその療法の成功は、患者さんに対しきっと良くなると信じ、その人の「自然治癒力」を妨げず、援助することが全てであり、その人それぞれの人生における物語に登場する心の傷が癒えた時、はじめて実を結びます。そして、皆さんに知って頂きたいことは、現代医学が得意とする緊急時の内科的、外科的な処置などの分野では、代替医療に頼ってはいけないということです。あくまで予防にまさる治療はないという気持ちが大切です。「西式健康法」の西勝造先生や「操体法」の橋本敬三先生、アリゾナ大学医学部教授のアンドルー・ワイル博士など、健康を伝える代替医学の先達は沢山おられます。代替医学は、これから飛躍する分野と期待します。

しかし免疫力を上げると何故病気が治るのかという問題は、なかなか科学的立証が出来ませんでした。ところが、新潟大学大学院教授の安保徹先生の自律神経と免疫の法則により、科学的裏づけがなされたことで、陽のあたる道が開けました。

血液検査の白血球像にある顆粒球54～60パーセント、リンパ球35～41パーセント。この比率が保たれていれば自分の力で病気を治せるといいます。東北大学・

故斉藤章先生の『生物学的二進法』を基に、外科医の福田稔先生と安保徹先生との共同研究によって構築されたこの法則に、今までの治癒過程の謎が解け、どれだけ励まされたことでしょう。

そして、私と共に患者さんに接する鍼灸の先生も、福田・安保理論の実践を目指す「日本自律神経免疫治療研究会」の片隅に席をおいています。「日本自律神経免疫治療研究会」に参加される医師や代替医療家の先生方の活躍は、多くの患者さんの救いになるはずです。

現代医学の歴史の起源は、一五四三年医学者ベサリウスの「人体の構造」や、一六二八年イギリスの医師ウィリアム・ハーヴェイの「動物の心臓及び血液の運動に関する解剖学的研究」ともいわれています。それより以前は、医者と患者の関係において、病人の生活環境や気性など熟知した医者が、相対して診ていました。

やがて、都市部に大量の農民などが労働者として集まり、人口が急増します。そして、伝染病の流行など一対一から一対多数の患者を診る必要性に迫られ、病院が誕生しました。多数の患者を診察する必要に医者はせまられます。そして病気と病人を区別して扱うようになり、共通の症状だけに着目するようになりました。「病人の医学」から「病気の医学」へと転換したわけです。

現代医学は発展し続けるのですが、その一方で患者のことをよく知らないので、生活習慣などに起因する慢性疾患などは、不得意な領域になりました。治療の効果を帳消しにするほど副作用のある薬に頼るマイナス面も生みました。

現代医学とは異なる伝統医療は世界中、中国、インド、イスラームなどどこの国にもあります。例えば、中国医学で皆さんがよくご存知なのは、漢方、鍼灸、薬膳です。長い年月を経て「陰陽五行説」など独特の発想を持った世界観が生まれました。そして、日本風土で独自に発展したのが「漢方医学」なのです。日本では、明治七年の医制で西洋医学に基づく医学試験の合格が開業医の条件となり、古来の医方が減少していきます。明治二八年の帝国議会で浅田宗伯ら漢方医が「漢方医継続願い」を提出しますが、否決され漢方医は勢力を失いました。

そして今、アメリカ合衆国では、西洋医療と代替医療を選択する人が五〇パーセントずつですが、日本では西洋医療を選択する人が九〇パーセントを占めています。近代の西洋医療が直接病巣をたたく治療ならば、代替医療は身体と心の相関医療です。どちらが良いというのではなく、近代西洋医学と代替医療の有効性と盲点を観察しあって統合医療が発展すれば良いと思います。二つの思想体系が違うため難しいでしょうが、現代医学の谷間に光りがあたる時がやって来る日を待ち望んでいます。

今回の健康アドバイスは、自分の治癒力を信じることです。アリゾナ大学医学部教授であったアンドルー・ワイル博士の言葉を贈ることにします。

治療と治癒は違います。「治療」というのは外部からほどこされます。「治癒」は内部からおこります。治癒を求めるには、外部にばかり目を向けるのではなく、外部からの治療で身体を傷つけることよりも、まずは、自分自身の「自然治癒力」に、絶対の信頼を置くことから健康への第一歩が踏み出せます。

ある若い女性が二七歳になるまで生理が数えるほどしかなく、私達の会員になりました。表面上は明るく綺麗なお嬢さんですが、よく知り合ってみると、内向的な性格で、周りの人に自分を主張することが苦手のようでした。やがて彼女に恋人が出来、プロポーズされますが、結婚したくても前向きに承諾することが出来ず、悲観する毎日が続きました。

もちろんそれまで、あらゆる婦人科及び病院に通ってはみたものの改善せず、長い間苦しみ、藁にも縋る思いで私達のもとを訪れたのです。私達は、彼女の性格および生活環境を観察してみましたところ、幾つもの自己免疫を妨げるものを発見しました。

　例えばその一つに考えられるのは、パソコンでの長時間労働です。私達の会員さんの中に元大阪府立大学の教授がおられます。教授は彼女の免疫を阻害すると思われた電磁波の悪影響を研究されていて、彼女にとって有害なものを色々と私は教わることが出来ました。そして、私達は彼女の腰椎と仙骨を調整しながら、彼女が仕事として限界まで向き合うパソコンやその他身体をいつも冷やしている、または心を冷やしてしまう環境の排除についてアドバイスしました。恋人が与えるであろう安らぎの時を静かに応援して、その半年後、彼女の悩みは改善し、胸を張って結婚することが出来ました。

　この場合私達が、彼女を治したのでしょうか？　そうではなく、彼女の持つ何かが目覚めたのでしょう。あらゆる薬品は、症状を治す後押しをすることが出来るかも知れませんが、結局彼女の成功の理由は、自己免疫・自然治癒力の働きを阻害していた交感神経を緊張させる全てのものを、生活から取り除いたからだと思うのです。

過去に四人ほど、不妊で悩まれていた方が、本来ならお門違いであるはずの私達の所に来られました。偶然か幸運なのか、四人とも今は子宝に恵まれています。その四人に共通していたものは、やはり交感神経緊張状態でした。

自律神経と免疫の法則によれば、交感神経緊張の持続―血流障害―白血球内の顆粒球の増多――女性生殖器の粘膜の炎症ということが、不妊と深くかかわっているといわれます。

またその中の一人は、父親が末期癌で亡くなる前に、どうしても孫の顔を見せたいということでした。無事男の子に恵まれ、親孝行ができたそうです。今ではアメリカで暮らし、フロリダの眩いばかりの陽の下で男の子はすくすく育ち、時折子供の成長した写真を私達に送ってくれます。

病や身体の痛みを抱えている人でも、病院や私達の力を借りずとも勝手に治ってしまう人がいます。母なる大いなる自然に、心と身体をゆだねる人達です。

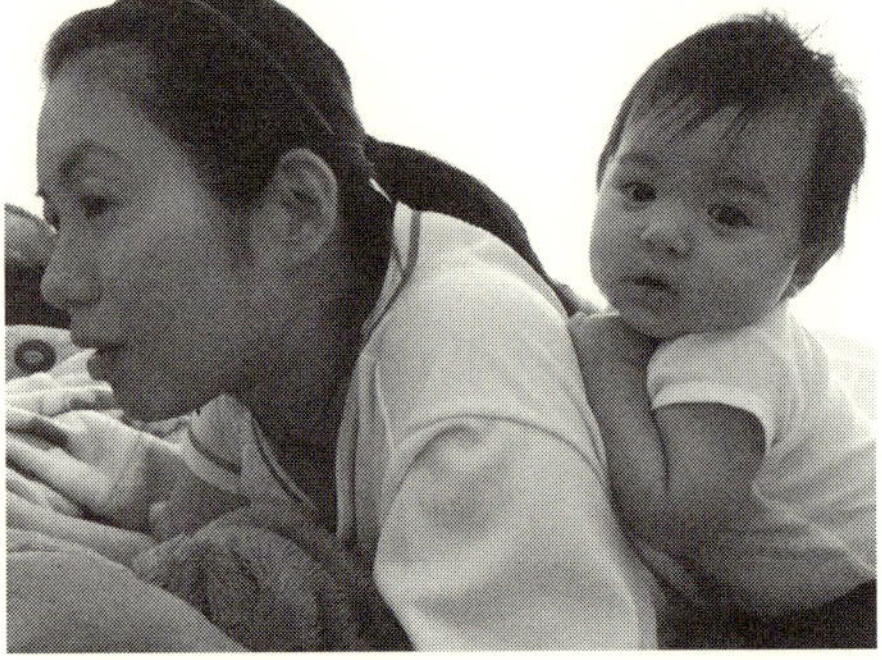

フロリダにて：平本真理子さん、龍一君

取材にあたって

松村信人

朝から降り続けていた雨が小やみになり始めた六月も末の昼下がり、大阪市西区にある瀟洒な館を訪れた。

不思議な空間である。おしゃれな表門のインターフォンを押し、細長い階段を登っていくと、そこは待合室となっているのだが、いたってくつろいだ雰囲気が漂っている。施術室は三階になっていて、関係者以外は入れない。施術を終えて待合室に降りてこられる患者さんたちは、一様に誰もが穏やかな表情をしている。

その名もブランメル・メディカル・アカデミー（ブランメル整体院）。ＴＨ法という独自の方法で、身体の痛みはもとより癌、パーキンソン病といった難病と闘っている患者さんたちが元気になっていると聞き、その秘密を知りたくて取材を申し込んだ。

実は私自身が持病の腰痛に長い間苦しんできた。たまたま見ていたテレビで東京のクリニックに名医がいると知り、東京まで治療に訪れたほどだ。もちろんジャーナリストとしての血が騒いでいたことは言うまでもない。

それから三か月、そのメディカルアカデミーの患者さんたちとのインタビューが始まる。噂を聞きつけて遠方から駆けつけてくる患者さんたちも多いため、会員制を取っていて、予約者のみ受け付けている。その中からランダムの幾人かに取材をさせていただくことになった。

外に出ると、雨はもうすっかり上がっていて、グレイの雲の谷間から薄日が差していた。あらためて後ろを振り返ると、まるで魔法の虹でもかかったかのような神秘的な建物が静かにたたずんでいた。

祈り

癌

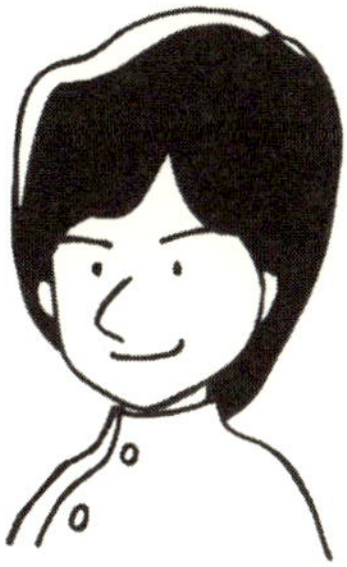

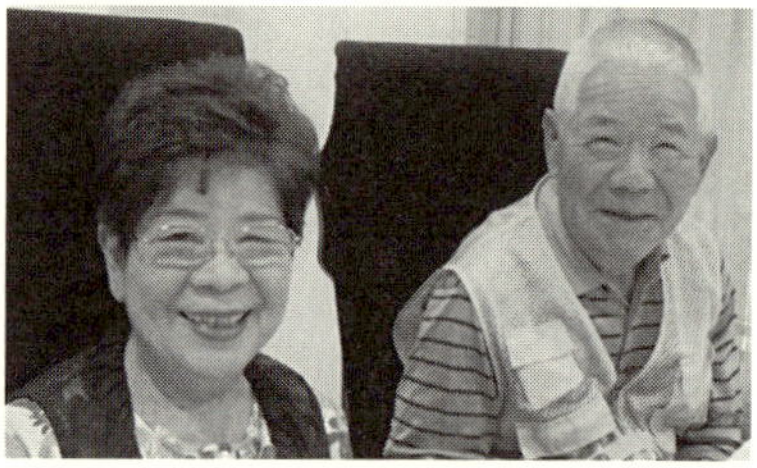

吉田様ご夫妻（奈良市在住）

夫・77歳　会員番号一〇四

妻・75歳　会員番号一〇五

インタビュー

もともと体が弱かったのですが、癌も含め手術だけでも何回したことか。手術を繰り返すたびに、体がだるく感じ、疲れが取れなくて困っていました。十一歳年上の姉も癌の手術の繰り返しで、余命いくばくもないという状態です。それで私も将来に対して悲観的になってしまい、どうなることかと暗い気持ちで過ごしてきたのです。

七、八年前のことになりますが、知人からいい先生がいるからと紹介していただきました。それでもこれまでに何ケ所もの病院に診ていただいた結果が一向に期待できるような状態ではなかったものですから、正直今回もあまり期待はしていませんでした。それに今住んでいる場所が交通の便が悪く、ちょっと出かけるとなると主人の運転する車に乗せてもらっていかねばなりませんので、主人にも負担がかかります。「どうせこれまでと同じことだわ」と断っていると、その知人が「この先生だけは違うのよ」と強く勧めてくれたのです。それでも散々迷っていると、主人が協力すると言い出してくれたのです。それで少しは気持ちが前向きになって診てもらうことにしたのです。

とにかくこの先生はなさることが違いました。心が違うというのか、何としても治してやろうという気持ちが伝わってくるのですね。それは疑う余地がないのです。施術が終わってからでも、健康管理のお話をいろいろとしてくださるのです。それにどんな些細なことでも何でも話せる。この先生なら何とかなるのではないかと、その時思いましたね。それからは元気もわいてきました。そうした様子は主人にも伝わったらしく、私から何も言わなくても主人のほうから進んで毎月毎月車で送り迎えをしてくれるようになったのです。

奈良から大阪まで毎月欠かさず訪れているのですが、来るのが楽しみでね。もう自分の病気のことなんか気にならなくなった。癌が再発していたのですよ。それが全然考えないようになったのです。そうしていたら、いつの間にか癌が消えてしまったみたいで、おかげさまでこんなに元気になれましたし、感謝の気持ちでいっぱいです。

もちろん主人の協力があってのことなのですが、その主人も今では一緒に施術を受けるようになりました。もういい歳なのですがいたって元気で、なんでも施術中は気分よく居眠りをしてしまっているようです。私自身こんなに元気にしていただけるとは本当に思ってもみませんでした。魔法にでもかけられているのかなと疑ったりする毎日です。

ひとこと

先生とお会いできて幸せでした。引き合わせてくださった神様に感謝。

私達と食事を共にする時、吉田さんはいつも「こんなに楽しい人生が待っていたなんて考えもしなかった」と、喜んでくれます。吉田さんの背中を初めて見た時は、驚きより哀しみの感に耐えませんでした。度重なる手術のおびただしい痕、左右の肩甲骨のずれ、片方の肩甲骨が腰の位置まで下っている。体中を刻んだ傷・傷・傷。

その背中に指先を触れるだけで表情を歪めのけぞる、長い年月にまたがる治療の跡。背中の皮膚から吉田さんを包む環境全てに対してあきらめの声が聞こえるようでした。

代替療法の片隅にいる私ですが、現代医学にも多大な敬意をはらっています。我々は解剖学にのっとり患者の身体を診て、触れて、現在のそしてこれからも進むのであろう疾患の予防を模索するのですが、優れた分析能力により緊急時における診断と処置法の素晴らしさは現代医学には到底かないません。

けれども吉田さんに限っていえば、身体と一緒に心までちぐはぐに縫い合わされてしまったようでした。長い年月に渡り繰り返され、これが治療というものの足跡なのか。私達は人の生体反応を利用して治癒力を活性化し、急性の痛みを訴える方以外はゆっくりと時間をかけることが多く、「患者さんの良化」のため「出来るだけ手術は避けるように」と願います。残念なことにどうしても手術を受けなければならない状況に置かれる時もあります。そんな時、貴方の吐瀉物を手で受け止めてくれるような人が傍にいればいいのですが……。

吉田さんには、若い頃自由奔放に生きてきたご主人が、病院のベッドの側で吉田さんの手を握り続けました。そしてもう一つ、吉田さんには「祈り」がありました。吉田さんは祈り続けました。

一九八九年ジュネーブで開催されたＷＨＯ（世界保健機構）の専門委員会が画期的な報告書を発表しました。

「痛みの治療はいくつもの苦しい症状の一つに対する治療であり、身体面、心理面、社会面、霊的な面、全てに対する包活的な医療の一部を構成している」

つまり、身体的要因以外の因子を考慮したもので、スピリチュアル（霊的）の次元を初めて正面から捉えたものでした。霊的、宗教的な多様性を尊重し、それを緩和ケアに組み入れるべきだとの提言でした。スピリチュアルケアは日本ではまだまだ浸透していません。英国の看護師シシリー・ソンダースという人が、患者や患者の周りの人々にも霊的な援助を提供し、苦しんでいる人々の家庭に行き苦痛の緩和を促す、という理念のもとに「ホスピスケア」の基本が出来ました。

ホスピスケアは二つの側面を持ち、やがて「宗教的」なターミナルケア、「医療的」な緩和ケアと言う形に分かれました。ターミナルケアの仏教的な呼び名は

「ビィハーラ」といいます。意識を物質の世界から精神の世界へ誘導するということは、私達も含め何百万人もの人が体験しています。たとえば霊的または精神的なエネルギーの高い場所、パワースポットや神社仏閣、聖地と呼ばれているところに足を運びます。自我から解放されるのか、気分が落ち着くのか、思考が高まるのか、人それぞれにその役割は違います。

さて、祈りに治療効果はあるのでしょうか。米国「国立衛生研究所」のラリー・ドッシーやハーバード大学「心理医学研究所」のハバード・ベンソンなどにより、祈りで病は治るのかというテーマで色々な実験が行われました。肯定的な実験結果が蓄積される中、科学的な研究には限界がありました。それは祈りを主とする宗教者側にも、祈りは信仰であり科学的な探求をされるべきではないという意見もあり、中には他の宗教の祈りでは効果がないなどという意見もあり、研究やその答えは進みません。

祈りとはいったい何なのでしょう。神や仏に対するお願いでしょうか。自分にはこれ以上何も出来ないので、人間の力を超えたものに願いを届けるというところでしょうか。キリスト教やイスラム教のように一神教の宗教に見られるだけでなく、信仰を持たない人達も「祈り」の形をとり「願い」をかけます。

しかし、吉田さんの祈りは、いわゆる「宗教」に対するものとは少し違ったように感じられました。吉田さんと話している時に、彼女の脳裏には苦労を重ねて沢山の兄弟を育て、家族を支えた、今はもういないご自身の母親の影がよぎります。幼い頃小さな体で川から重い水を汲み、お風呂の桶にためた大変な日々、家の風景、故郷のにおい。それはまるで吉田さんの古い記憶に残るお母さんの子守り歌が聞こえてくるようでした。

情緒的な話になりますが、吉田さんの「祈り」はその語源にたどり着くように思えました。それは「祈り」というものの諸説は割愛しますが「い」とは「息（生命）」、「のり」とは祝詞や天皇の詔《みことのり》から推察できるように「命の宣言」となります。母親と過ごした時から離れ、人生を巡礼し、愛する母親からもらった小さな体を何度も傷つけることになり、それでも「私は頑張って生きています」、そういう祈り「命の宣言」を遠い昔の母親に伝えているように思えてなりません。

吉田さんの魂をお母さんのところに届けるといった立派なことを言うつもりはありませんが、それでも吉田さんの心が辛くても安らかな昔の日々に戻るように、私達は吉田さんの身体に触れていくでしょう。

さて、今回の健康アドバイス。信仰のある人や宗教者ならば神様や仏様になりますが、私は身近な人にまたはその日一日起こった様々な環境の場面に、毎晩眠る前に手を合わせてお礼を言います。

その日お会いした会員さんの一人一人を思い浮かべ、ただ手を合わせます。そして、その日の反省や心の澱を祈りの中に流し、次の朝を迎えます。目覚めるともう一度手を合わせ、簡単ですが無事今日という日を迎えられたことに「ありがとうございます」と祈ることによって毎日の生活を修整しています。

皆さんも一度、試されては如何でしょうか。そうすることで心が落ち着くのは私だけではないと思います。

東日本大震災から

変形性股関節症

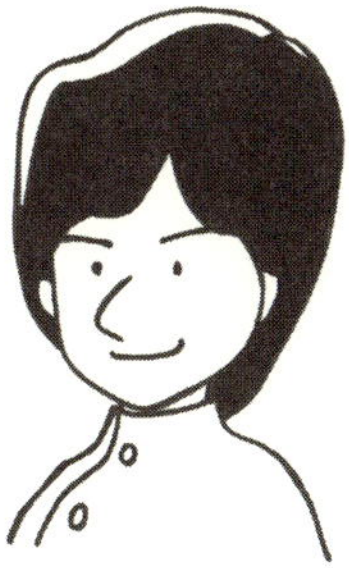

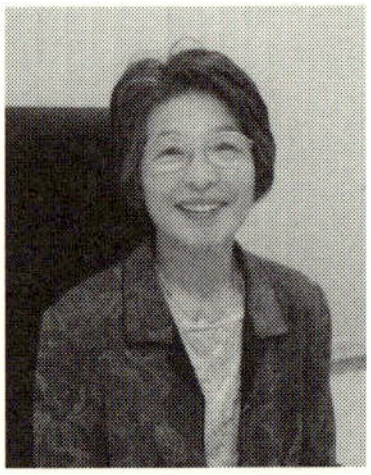

須藤様（神奈川県在住）会員番号一八七

インタビュー

印象的だったのが、まず私達の話を聞いていただき、私達にあった健康法を授けてくださったこと。その簡単なことを実行するだけでいいというのですから。

数年前、たまたま夫婦で訪れた先生の講演にすっかり魅了されて、早速その方法を取り入れることにしました。あらゆる健康話を信じない人だった主人もとりあえずは同調してくれたのです。そのころ私は花粉症がひどくてね、それに十年ほど前に狭心症の手術を受けていましたので、術後も薬を飲み続けていまして、体も弱っておりました。先生の教えを実行するようになってからは、体が楽になり、薬を飲むのも止めました。お医者さんからはずいぶんと小言を言われましたけどね。あれからずいぶん経ちますが、花粉症も無くなり、健康な生活を送れるようになっています。それからは主人も信用してくれました。

それで何かがあるとすぐに先生にご相談ということになりましてね、今度は娘のことです。大学生のころでしたか、椎間板ヘルニアと診断されて、手術しなければいけないと言われていたのです。それが伸ばし伸ばしになっていて、そのまま結婚して出産という段階になって、腰の痛みから貧血状態に陥ったのです。それで慌てて先生に診てもらったら、病院の診断とは違い、体操だけで大丈夫と言われたのです。娘のために「こういう体操をしてごらん」と、おそらくその時の娘の状態に合った体操を教えていただいたと思います。その教えていただいた体操を繰り返ししているだけで、すっかり回復して元気になりました。

仙台にいる母もお世話になった一人です。母はパーキンソン病を患っていました。背中が丸くなるくらいに曲がっていたのですが、一回目の施術だけでまっすぐになったのですよ。あまりにもびっくりしたので、その背筋が伸びた様子はビデオにとって残してあります。

ところがあの東日本大震災が起きて……。仙台にあった実家がすっかり流されてしまい、残された家族も茫然自失の状態です。特に妹は目の前で津波に呑まれそうになっていた母を必死になって救ったのですからね。震災後の生活はそれこそ大変の一言。そのストレスから妹は体調を崩してしまい、保育士の仕事も早期退職してしまいました。大きな病院にも行った結果、薬を飲み続けるだけで回復の兆しは見えません。結局、手術をということになってしまって。私は妹が車椅子の生活になることも覚悟していました。

こうなるともう先生におすがりするしかない。しかし震災で苦労した妹はなかなか信じようとはしなかったのですね。仙台からは遠いからと渋る妹に、妹の主人が「どうせ治らんと思うけど、震災で苦労したから気晴らしで行って来なさい」と説得して、やっとのことで大阪に連れ出したのです。三日間という条件で。階段も上り下りできない、電車の乗り降りも一苦労という有様でした。それが一日目で足が上がるようになった。二日目には見違えるように良くなり、京都の清水寺まで電車で行きました。三日目となると、大阪城を元気に歩いて回れるまでになったのです。いずれもおよそ一時間ほどの施術でした。「先生サマサマです」と元気に帰っていきました。地元に帰ると、周りの人達はもちろんびっくりしたようですよ。その後、妹は障害者手帳を返却しました。

ひとこと

先生は心の支えです。

某有名病院で変形性股関節症と診断され、手術後も車椅子の覚悟をするようにと、丹野さんが千葉県に住む実姉須藤さんに付き添われ、宮城県から来られたのは、震災から三年を迎えた頃です。

丹野さんの身体を見た時に、一体何処にメスを入れる必要があるのだろうかと思いました。疑わしければ切ってしまえ、人工関節を入れた後の後遺症に悩む方はたくさんおられます。それから起こる姿勢の歪みによって新たなダメージが身体を襲うこともあります。手術というものを全面的に否定はしません。しかしそれはあくまで最終手段なのです。麻酔やメスを使うという、身体や免疫系に負担となる治療は出来るだけ避けたいものです。過去に何度丹野さんと同じこの症状の人たちに出会ったことでしょう。

下半身を触診してみると、筋肉の上に起こる厄介なものが三つほど見つかりました。「トリガーポイント」と呼ばれるものです。以前電話での問診で思った通り、この症状には三日間通って欲しいとお願いしたのは正解のようでした。痛点を指で確かめながら「大丈夫ですか？」と問いかけると、こちらを安心させるためか精一杯の作り笑顔で「大丈夫です」と答えてくれます。こうやってこの作り笑顔であの震災を乗り切ってきたんだと考えながら、あの日のことを思い出していました。

私は二〇一一年三月十一日、出張で震源地の隣県にいました。あの濁流が流し去った人々の夢、その光景が蘇ります。その日、地震の揺れで破損した品々の後片付けに手間を取り、仕事先の施設から宿泊先のホテルに車で戻ると、ホテルのライフラインが全て止まったとのことで、他の宿泊者全員が避難先の体育館に移動することになり、信号もマヒした中、その道すがら小さな男の子と乳飲み子を抱いて歩く若い夫婦が視界に入りました。その時、間の悪いことに、冷たい雪が降り出していたので、私は運転する車のブレーキを慌て踏みました。そして、その四人を同乗させ他の避難者より先に体育館に着いたのです。

しかし、毛布やら暖房器具などの用意が遅れていて、雪の降る寒い夜でしたので、子供の身体が心配でした。聞けば食事もまだとっていないとのことで、再び車に乗せ、光の無い道を比較的被害の少ないであろうと思われる所まで走りましたが、やはりファミリーレストランや全ての食事場所が閉鎖されています。仕方なく体育館へ戻り、出張先の施設に交渉して何とか子供の分だけは、寝具や食糧を携えて、その途中運良く一軒だけ頑張って開いていたコンビニエンスストアで、必要であると思われるおしめやミルクを購入することが出来、男の子のためにおもちゃも手に入れることも出来ました。

確か「しんたろう」と呼ばれていた男の子がどうしても新幹線に乗りたいとい

うことで、東北新幹線を使って来た旅先のこの地で震災にあったようでした。朝まで続く余震、私のいる場所も相当の被害でしたが、翌日宮城県や福島県の惨状を知り驚きました。

丹野さんの足に触れながら、そんな長かった夜を思い出し、私の体験とは比較にならない困難を乗り越えて、宮城県から大阪までやって来た人が、今、目の前にいます。頑張って作り続けた笑顔を本当の笑顔に変えるために出来る限りのことはしようと思いました。

最近テレビなどで痛みの原因、または痛みの原因を取り除く療法で「トリガーポイント」、「トリガーポイント療法」という言葉を耳にすることがある人も多いでしょう。筋肉が硬結し、痛みを感じる部分が有ります。それを「圧痛点」といいます。そこに刺激を加えると他の所にも痛みが広がります。それがトリガーポイントです。

丹野さんもそれによる痛みの広がりに苦しんでいました。古代中国人は二千年以上も前から、身体の器官が損なわれた時に「圧痛点」が出現することを観察し、それが鍼治療でいう所の「ツボ」と呼ばれるものです。「トリガーポイント」と「ツボ」はよく似ていて、一時期同じ神経的メカニズムであると考えられた時期もありました。

しかし、このふたつには病態生理学的な違いが見られます。簡単にいうと「トリガーポイント」はあらゆる筋に突然現れ、違った場所にまで痛みが広がります。「ツボ」には、〝阿是穴《あぜけつ》〟など経絡上には無いものもありますが、一般的にいわれている多くの「ツボ」は古代中国の書物による経絡に沿った明確な決まった点を指します。十七世紀頃、鍼治療は北京に派遣されていたイエズス会の宣教師によってヨーロッパに伝わり、紆余曲折のうちに一九六〇年後半にアメリカに伝えられました。今回の丹野様の場合、いくつかのトリガーポイント除去にメスを使わず指を使いＴＨ法という私独自の施術法を並行し、そして丹野さん本人の頑張る笑顔で何とか改善できたように思います。

さて今回の健康アドバイスは、笑顔です。西式健康法の中にも登場する、両手の人差し指二本で簡単に出来る健康法です。それは何度も繰り返し実践し、成果が見られましたのでここで紹介します。今回の話の中で小さい男子と赤ちゃんが登場しました。寒い体育館の中でむずかる赤ちゃんの口元の両端を、両手の人差し指を使って笑った顔をつくってあげると、不思議と笑い出しました。男の子にも同じようにするとやっぱり笑顔になります。

心理学では、「嬉しいから笑うのではなく、笑うから嬉しい」のだそうです。あなたも疲れた時や悲しい時に鏡に向かって、人差し指で笑顔を作ってみてはいかがでしょうか。そして一日一回習慣をつけると、初めは作り笑いでも本物の笑顔に変わり、その笑顔があなたの、そしてあなたの周りの人の免疫系に働きかけます。精神と肉体は裏表、心と身体は持ちつ持たれつ。

その後、丹野さんは宮城県で本物の笑顔を取り戻し、障害者手帳を返し、元気で働いているとの報せを受けました。

丹野さんに万歳百回‼

空っぽのティッシュ箱

癌・パーキンソン病

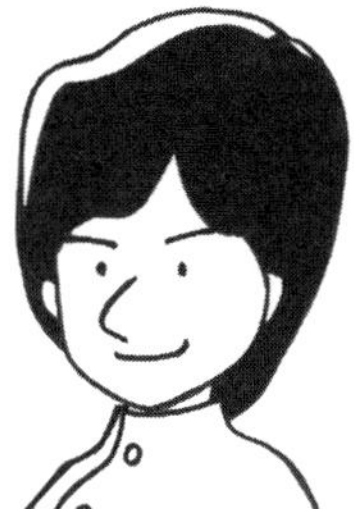

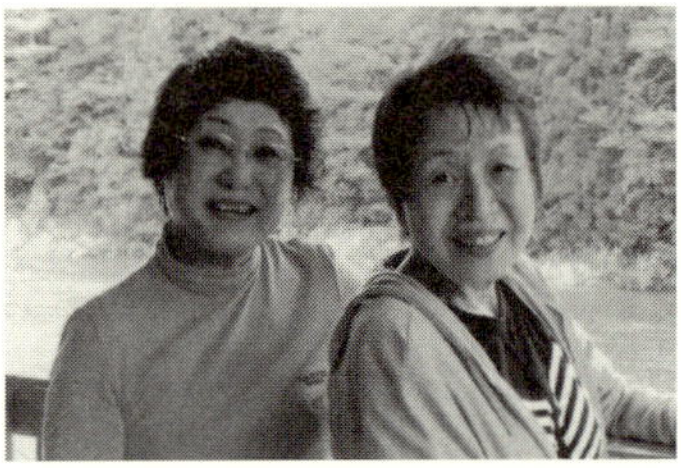

小木曽様ご姉妹

弘子　（東京都在住）会員番号〇三三

香代子（岐阜県在住）会員番号〇六六

インタビュー

膝の状態が悪くて歩くのも─苦労という時期に、一度体を診ていただきたいとの思いで、健康セミナーを訪れたのがそもそもの始まりです。ところがそのセミナーでは、とても患者さんが多くてなかなか順番が回ってこない。四〇人ほどいらして、一人十五分ほどの施術です。

その時の出来事です。車椅子の女性がやってこられたのですが、うまく部屋の中まで入ってこられない。体の自由がきかなくて足が上がらないのですね。見ているのも気の毒なくらいでした。後で聞くとパーキンソン病を患っておられたということだったのですが、何とか周りの助けもあって先生の所にまで無事たどり着けました。施術の時間はほかの人たちと違って、ずいぶん長かったように思います。四〇分ほどかかっていたでしょうか。

たしか前日のことだったと思いますが、近くの温泉のお風呂でご一緒した方でした。お体が不自由のようでしたので、みんなで手助けしてお風呂に入れてあげようとしたのですが、なかなか上手にいきません。体がよろけて、頭から湯船に落ちてしまったのです。それからまた大変でした。

そんなことがあったものだから、田中先生の施術が終わってその方が出てこれると、誰もが心配して固唾をのんで見守っていました。するとなんと車椅子を使わずに歩き始めたのですよ。誰もが唖然としています。階段を一人で歩き、二階の食堂まで上がってきたのです。食堂はかなり広くて長テーブルが五脚ほど並んでいるのですが、その周りを手を振りながら三周も歩かれた。その姿を見ていた誰からともなく拍手が沸き起こり、皆さん思わず目に涙を浮かべ、拍手、拍手、拍手ですよ。そうしたら誰かが壁面の棚に置いてあったティッシュの箱を回してきたのです。もう一斉に涙やら鼻水やらで、あっという間にティッシュの箱が空っぽになってしまいました。最後にはみんなで記念写真を撮ろうということになって。あの時の体験は今でも忘れることができません。

私のほうは先生にもっと診ていただきたくて、追っかけで、五、六年前から大阪まで行くようになりました。おかげで歩くこともできなかったのが、膝の痛みも取れてすっかり良くなりましたよ。東京から大阪まで通うのが楽しみですし、それに今では妹も一緒に治療について来るようになりました。

ひとこと

奇跡を見ました。

某会社主催のカルチャー教室（健康教室）に呼ばれ、栃木県の那須塩原に行った時、参加された方の中に小木曽さんという膝の悪い方がおられ、どうしても診て欲しいとの依頼を受けました。そしてその日四〇数人の方がカルチャー教室に集まり、その中に元保健所の所長さんだという六〇代後半の女性も、家族と思われる介護の男性に付き添われ、指先を震わせながら車椅子で参加されました。ご本人に聞くとパーキンソン病とのことでした。以前にも重いパーキンソン病の方と知り合ったことがあるのですが、病院から処方される薬が切れたときに、突然顔の表情が歪み身体が震えだし、平常の時とはうって変わった姿になります。そして、薬を飲むと嘘のように元の姿に戻りました。それを見ていてその薬の力にかえって恐ろしさを感じました。

一般にパーキンソン病は、脳内神経の伝達物質であるドーパミンの不足が原因といわれます。その方も症状がだいぶ進んでいるようで車椅子から立つことも困難でした。肘から先がブルブル震えています。昔、野球で巨人軍の川上監督がいつも試合を観ながら貧乏揺すりをしていた、という話を聞いたことがあります。試合に集中して交感神経が高まり、その結果血流が悪くなり、それを知らず知らずの内に自分で回復しようとして足を小刻みに動かしている。それが貧乏ゆすりの正体のようです。寒さで血流が悪くなっても身体が震えます。緊張したときなど血流が悪くなっても身体が震えます。身体の震えのそもそもの原因は、そのあたりにあると聞いたことがありました。

その方も整体施術希望ということで翌日に予約が入りました。そのカルチャー教室は一泊二日の予定で全国の方が見えるのですが、初日は他のカルチャーと私の健康体操や話に費やされ、希望の方が翌日整体を受けることになっていました。

過去色々な整形外科で治療され好転しない沢山の方が、私のカルチャー教室に集められました。

初日の夜、宿泊施設の近い温泉へ皆さんで出かけられ、それからが大変だったようです。パーキンソン病を患っている方の付き添いの方は男性だったので一緒に温泉に入ることが出来ません。そこでその日初めて会ったばかりの小木曽さんが中心になって、力を合わせ湯船に浸けたそうです。その方は比較的に体格が大きく、小木曽さん自身も膝が悪いのに、その時の奮闘ぶりを他の皆さんから伝え聞きました。

翌日皆さんの見守るなか、身体の震えは血流障害から来るものと、先人のアドバイスに習い、私独自のＴＨ法を使った整体療法が始まりました。

この病気に関しては色々な情報がありますが、パーキンソン病の兆候が現れたら安保徹先生の『パーキンソン病を治す本』を書店に問い合わせ、紐解いてみられたらいかがでしょう。きっと治癒への方向性が見出せるはずです。

話はそれましたが、施術後何とか自分の足で立たれ、施設にある食堂まで通じる階段を上がって行く後ろ姿を確認できました。パーキンソン病の方を助けた小木曽さんですが、当時深刻なストレスをかかえていました。

小木曽さんは早くにご主人に先立たれその後、五〇代から服飾関係の仕事を立ち上げ、全国を廻りながら成功されました。しかしその無理がたたってか、私と知り合ったとき肝臓癌の影におびえ、膝の痛みも抱えていました。それまで幾度も病院に通院され、その後に代替医療も並行しようということで私の会員になり、月に一度東京から大阪に通ってこられました。そして今では病院に近づくこともなく、同じく私の会員である妹の香代子さんと旅行三昧の生活をされるようになりました。

それというのも、初めてお会いしてから膝も順調に回復され、前述した安保先生の理論に基づき癌の三大要因である低体温・低酸素・高血糖を改善するべく、東京から妹の香代子さんの住む岐阜県中津川で暮らす時期を持とうということになり、実行に移しました。それは生活環境・習慣を変えて自らの力で癌を克服しようとした試みでした。

小木曽さん姉妹は、今では明知鉄道の無人駅となるも、知る人ぞ知る女城主で有名な城下町、岐阜県恵那市岩村の出身です。隣県長野の馬籠・妻籠も有名ですが、岩村の今も残る城下町もいにしえの郷愁を残しています。岐阜に流れる狭間や巌立峡のコバルトに光る川の色、マイナスイオン一万四千（個／cm^3）の風の中、そこで思いっきり息を吸い込み、散歩や軽い運動をし、近場に沢山ある温泉で体温を上げげました。

そして旅の達人、妹の香代子さんの運転で長野県木曽郡へ足をのばすと、小木曽さんの親戚である「野菜作りの名人」、表ふじこさんの家があります。

料金受取人払郵便

大阪東局
承認

7318

差出有効期間
平成29年10月
31日まで

切手不要

郵便はがき

540-8790

377

大阪市中央区内平野町2の3の11の203

(株)澪標 行

「雨上がりの虹」ご愛読者アンケート

このたびは、(田中正悟著)をご愛読いただきありがとうございます。

後の出版並びに著者の活動の参考にさせていただくため、読者の皆様のご忌憚のないご意見をいただきたく、ご協力のほどお願いいたします。

なお、回答者の中から、毎月抽選で10名様にクオカード(500円)をお送りします。

■ご一読いただいてどのように感じられましたか?
□ 面白かった　□ 面白くなかった　□ その他
(具体的にあれば　　　　　　　　　　　　　　　　　)

■「雨上がりの虹」というタイトルをどのように思われましたか?
□ 内容に合っている　□ 内容に合わない
□ その他(　　　　　　　　　　　　　　　　　)

■ この本をどのようにしてお知りになりましたか?
□ 書店で　□ 知人の紹介　□ その他(　　　　　　　　　)

■ 代替医療に興味を持たれましたか?
□ 興味を持った　□ 興味はない　□ その他(　　　　　　　　)

■ ご本もしくはご家族に健康面で悩みのある方はおられますか?
□ いる(本人・家族)　□ いない

■ 下記の中から今ご興味のある事柄を選んでください。
□ 旅行　□ 健康　□ 株式　□ 読書　□ 散歩　□ パソコン　□ 仕事
□ ペット　□ 買い物　□ 家族　□ その他(　　　　　　　　)

◇下記は、お差し支えのない範囲で結構です。
(プレゼント当選の場合はご連絡先が必要となります。)

お名前	ご年齢　　歳	性別　男・女
ご住所 〒		
電話番号	携帯番号	
メールアドレス	@	

☆無料の健康セミナーや健康増進のための情報等のご案内を郵送もしくはメール等でさしあげてもよろしいですか?　□ 可　□ 不可

ご記入頂きました情報につきましては、「個人情報保護法」等関連法令を遵守し、適切に取り扱うものといたします。

ふじこさんの家の玄関には、自分で育てた愛しい野菜の絵に〝温かく育ったほおずき〟や〝辛い唐辛子は少しずつ〟などの言葉を添え、まるで武者小路実篤のようにふじこさん自らが書いた色紙が飾ってありました。

島崎藤村に始まり自然主義文学を生んだ木曽の山の麓には、のんびりとした白樺派文学の陽も射しています。気持ちが安らぎ、ふじこさんが作った新鮮な野菜に囲まれ、幸福な時間が増え、血糖値が下がりました。そのような環境に身を委ねる事により、副交感神経が優位になり、白血球内のリンパ球数が増え、自律神経のバランスが整ったことで病は遠のき、いつの間にか小木曽さんの癌の影は何処かへ消えて行ったようです。

小木曽姉妹の育った故郷に流れる川では、伐採した杉の木を筏にして流して運ぶ。その時、おんぽい（よいしょ）、おんぽい（よいしょ）と言いながら櫓を操ります。おんぽい、おんぽいとがんばりすぎた小木曽さんの川の流れも、今は安らかな流れとなりました。自分の身体の不調に怯えながら、そして同じように苦しむ人を理解し、それが同情に変わるという典型的なやさしさの連鎖です。

そんな小木曽さん達のおかげで、パーキンソン病の方も少しは元気を取り戻したようです。あの時登った食堂まで続く階段は「善意」という名の階段でした。

さて今回の健康アドバイスは、毎日一つずつ小さな善行を探してみること。

街に落ちているゴミを拾ってみたり、公園で出しっぱなしになっている水道の水を止めたり、お年寄りの荷物を持ってあげたり、小さなことでも良いと思います。

昔、天台宗の最澄が「一隅を照らすはこれ国宝」と言われました。司馬遷の『史記』にある言葉から「宝石を十個集めても国宝などではなく、社会の片隅にあってもその存在が周りを明るくする様な人こそ国の宝だ」と。そしてその言葉を弟子達に向かって「お前達は天井からずっと部屋中を明るく照らすような偉い人間にはなれそうもない。部屋の片隅だけでも照らす人間になれ」と言われました。一隅を照らすという行為はそれによって何ら報われようとはしない無償の行為です。あなたも毎日一つずつその何かを見つけてみましょう。

情けは人の為ならず、きっとあなたの免疫系に働きかけるはずです。

戦後七〇年　シベリアは遠きにありて

肺気腫

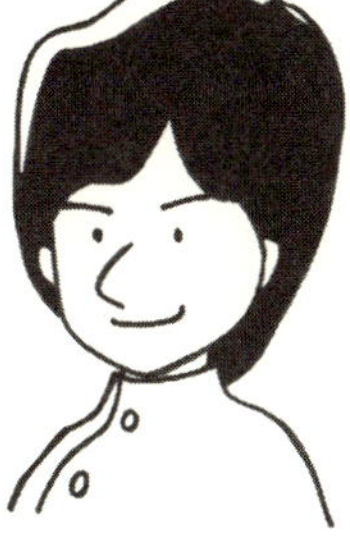

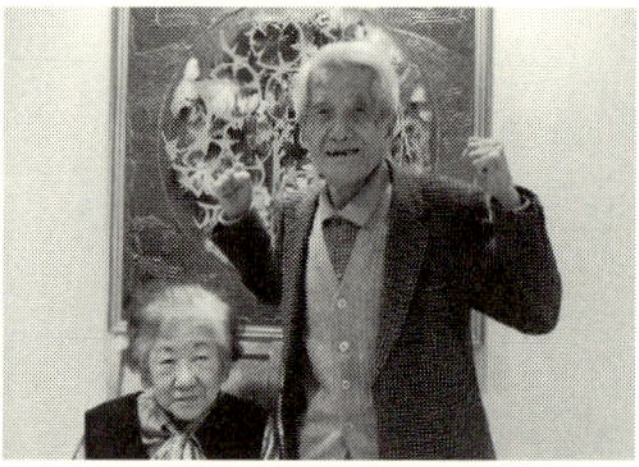

備江様ご夫妻（奈良県在住）

夫・93歳　会員番号〇三三

妻・90歳　会員番号〇六一

インタビュー

満州で終戦を迎え、三年間のシベリア抑留生活を余儀なくされ、やっとの思いで日本に帰ってきました。おそらくそれが原因で会社勤めをしていた頃は喘息もちで、呼吸困難に陥ることもありました。病院で診てもらうと肺気腫と診断されました。そんなことから体を鍛えるために、よく歩くように努め、結婚してからも二人で山登りに出かけるなど、とにかく歩くことが趣味になり、それを続けてきました。老後に備えようとの思いもあったので、六〇代までは鍛えてきたつもりです。

それが家内にとっては逆効果だったようで、十年ぐらい前から体のどこかしこが痛いと訴えるようになり、病院通いが始まりました。私のほうはいたって元気だったのですが、一度転んで怪我をしたのがもとで、その後遺症からか腰が痛くなったりして、病院に行くことに。痛み止めの薬をもらったり、患部への貼り薬をもらったりしていたのですが、渡される薬の量があまりにも多いので、薬はできるだけ飲まないようにして貼り薬だけで済ましていました。

その後田中先生のことを知り、夫婦で通うようになりました。もう歳も九三歳ですから筋肉も衰えているのでしょうが、痛みは取れています。私の場合は貼り薬を止め、一日に五分程度の教えられた形の体操をゆっくり続けています。それを続けるようになってからこれまでのような病院通いがなくなりました。

家内は先生のお顔を見れば治ると言い、声を聴いても治ると言い出します。月に何度もお邪魔したいですが、先生がお忙しいので、月に一度健康のため通うのが楽しみです。先生の所にまで来ると一安心です。もし先生とお会いできていなかったらどうなっていたのかと思うと感謝の気持ちでいっぱいです。

ひとこと

先生のお顔を見ただけで痛みが治まる。

私達の施術室は三階にあります。しかもそこまで行くのに階段であがらないといけません。九〇歳を超えた備江さんもその階段をあがってきます。備江さんの話は後述するとして、初めは周りの人やスタッフに三階に施術室を置くことを大反対されました。足、腰の悪い人や、身体に自信のない人がみえるのに、どうして一階にしないのか非難轟々でした。階段をあがれそうもない患者さんが来たら、スタッフ皆で協力して施術室にお連れします。

施術室が階段の上にあっても色々と良いこともあります。階段をあがる時どちらの足から持ち上げるのかを確認することで、右足が先だったら左の足が弱っている、階段を降りる時には初めに下ろす足の方が弱っていることがわかります。後ろから声をかけるとどちらの肩から振り返るのか、そういったことを観察して、あらかじめ患者さんの身体の歪みをチェック出来ます。

身体の歪みで起こる疼痛や内臓の疾患、歩行で起こる椎骨の不正脱臼等を確認して、患者さんの鏡となり理解するときに案外役に立ちます。階段をあがる時に苦痛で顔を歪めていても帰りには楽々降りて行く姿に、私たちは過去何度励まされたことでしょう。

整形外科などに行きましたら、「とりあえずレントゲンを撮りましょう」と言われます。骨折箇所やヒビ等の診断には有効ですが、筋肉のトラブルを診断するのは疑問が残ります。

レントゲンではなかなか読み取れないのが筋肉の硬さや体温です。たとえば、自律神経による白血球のメカニズムを解明させた外科医である福田先生が、ふくらはぎマッサージ創始者の石川洋一先生にふくらはぎ療法を習いました。もっと早くにその療法を知っていたら自ら狭心症になることも無かったと言われたそうです。

石川先生のふくらはぎ療法理論は、私達整体学を学ぶ者にとっては避けては通れません。例をあげると、ふくらはぎが熱く硬ければ高血圧、柔らかく指で押して抵抗感が無くそして冷たい時などは糖尿病等、体温や筋肉の硬さで色々なことがわかります。

私達は指先の発見者でなくてはなりません。やはりレントゲンや精密機器だけでは、人間の身体全体をなかなか読み取れないことも多くあります。最近のお医者さんは、脈をとったりすることも少なくなったと聞きます。

東洋医学でいうと脈診だけでも色々なことがわかります。血液検査もレントゲンもＭＲＩも大切です。しかし、今では少なくなったといわれる触診も大切です。

西勝造先生により一九二七年に「西式健康法」が発表されました。現代医学の症状を緩和する対症療法では健康とは何か病気とは何かという疑問に答えはないとして、現代医学への疑問から生まれた健康法であり学問です。その西勝造先生はこういうことを言っておられます。身体の中で最も敏感なのが舌であり、その次が手で、西先生は患者に手をあてることで酵素による細胞の分化と合成が働き、ある種の光線や精神作用によって治癒に導くとの仮説を立てました。

そして西先生自身の著作の中で、アメリカの科学者ジェスタ・スミスが触手療法による肉体的な変化を示すことを発見し、その他アメリカのクリーガー博士らの実験報告が出て、看護師が触手療法を施した結果、ヘモグロビン値（ヘモグロビンとは血液中の赤血球の中で大部分を占める成分で、肺から全身に酸素を運ぶという重要な働きを担っています）が大きく変化したとの事例がでてきます。このように手で触ることで酵素を供給する能力が高まるという報告がなされています。

今年九三歳の備江さんは、大阪の曾根崎に生まれた生粋の大阪人。終戦後に極寒マイナス三〇度のシベリアの地に抑留され、ロシア人により炭鉱堀をさせられ、帰国後は商社に入り、大阪の淀屋橋や北浜のビジネス街を駆け巡り活躍されていました。まるで山崎豊子原作の小説『不毛地帯』を彷彿とさせるような人生です。そして備江さんの話す古く正しい大阪弁は、言語学的にも録音をして残しておくべきだと、常々思っています。

はじめて会った時は肺気腫に侵され、息遣いも苦しそうでした。親しくなってからは「備江さん、人間、鼻も耳もお臍もいっぱい穴が開いているから、肺に一つくらい穴が増えたって、夏になったら風通しがよくていいや」などと、どこかで聞いてきたような冗談みたいな励ましの毎日が続きました。そして備江さんの人生まさに「万事塞翁《さいおう》が馬」、軍隊に召集された時その細身の身体は上官から「そんな身体でお国のために尽くせるのか」と嫌味を言われ続けました。しかしシベリアに送られた時、ロシア人から強制された炭鉱堀では細身の身体ゆえに比較的軽い作業に回されて、他の体格のいい人はシベリアの極寒の強制労働で何人も命を落とすことになりました。何が災いで何が福に転じるかわかりません。それでもその時、寒々としたシベリアの風は備江さんの肺に穴をあけました。

長い抑留生活が終わり、無事帰国を果たしましたが、次に備江さんを待っていたのは、経済の高度成長の波に乗った激烈な商社戦という新たな風です。またしても備江さんの肺を突き抜けました。そして備江さんの身体は、ますます細くなりました。浅い呼吸が代謝エネルギー不足の原因でしょうか。食べた燃料を燃やすだけの酸素を吸い込んでいないので、代謝エネルギーが蓄積できないのかも知れません。細身の身体に隠れた本来の気性の激しさ、今でも歩くのが速く、性格面でも交感神経が上がりがち。

私は備江さんを見ていて、もし備江さんの肺に穴が開いていなかったらもっともっと無理をして、肺気腫どころか癌やほかの病気で今の年齢まで命を維持できただろうかと思います。万事塞翁が馬、はじめてお会いした時に肺をかばってうつむぎ加減だった備江さんの背中も年齢の諦めを払拭し、時間がかかりましたが何とかまっすぐになってきました。

頭脳明晰、素晴らしい大阪弁も健在、私の個人的な考えですが、肺気腫のおかげで元気でいられるのではないかと思います。備江さんに会う都度、こうした人生を歩んで来られた大先輩のおかげで今日の平和があるのかと思うと、備江さんの歩みに感謝せずにはいられません。備江さんの背中がいつまでも丸くならずに、二度と肺に冷たいシベリアの風が吹き抜けないように、いつもこの手を添えたいと思うのです。

それでは今回の健康アドバイスはスキンシップです。よく子供の頃、頭を打ったり膝を打ったりしたら誰もが母親からその部分を撫でてもらった記憶があるでしょう。自分自身でもとっさの痛みに手を当ててさすったことがあるはずです。

私の経験からすると、多少の痛みなら湿布など膏薬を貼る前に手のひらでさする方が緩和されてきました。逆に湿布や鎮痛剤を多用している方は治りが案外遅いものです。指先を切ったりしたら傷口が深くなければ、軽くティッシュや布切れで巻いて血が飛ばないようにして、心臓より高いところで、五、六分振り続ける。そうすると出血が止まってきます。そして唾液をつける。唾液の中には消炎作用や細菌と細胞を近づけない免疫物質があるようです。膝をすりむいたら消毒液を使う前に、患部を軽く水洗いした後に唾液をつけて乾かすと案外早く治ります。時には野生の動物の真似をしてみましょう。医学の父といわれるヒポクラテスの言葉にあるように、身体の中には百人の医者がいる。薬や手術で治らないものでも、自ら熱を上げ治すという仕組みがあったり、身体の中には自然治癒を推進させる良いものがたくさんあります。

家族の中におじいちゃん・おばあちゃんが傍におられる方は、折に触れ、手の甲を撫でたり、背中をさすったり、足の指先を優しく揉んだりしてあげて下さい。

すると痛みが緩和されるだけでなく、皆さんが心配する痴呆症の予防になると思います。歌手のレターメンやジョン・レノンが歌ったように

LOVE　IS　TOUCH　（ラブ　イズ　タッチ）

愛とは触れること

TOUCH　IS　LOVE　（タッチ　イズ　ラブ）

触れることが愛

そういった行為で家族の中の高齢者に限らず体温を感じるコミュニケーションをとってみてはいかがでしょう。おじいちゃんやおばあちゃんだけでなく、自分自身の免疫系にも働きかけるはずです。

どうしてこの俺が!!

脳梗塞・脊柱管狭窄症

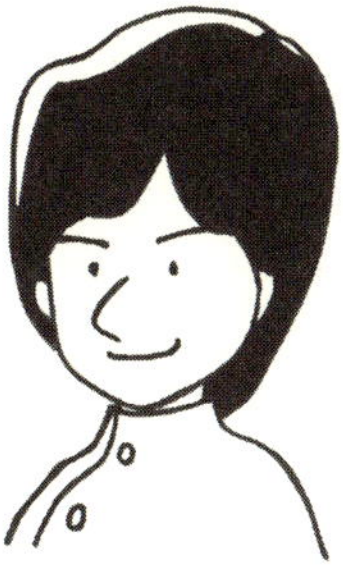

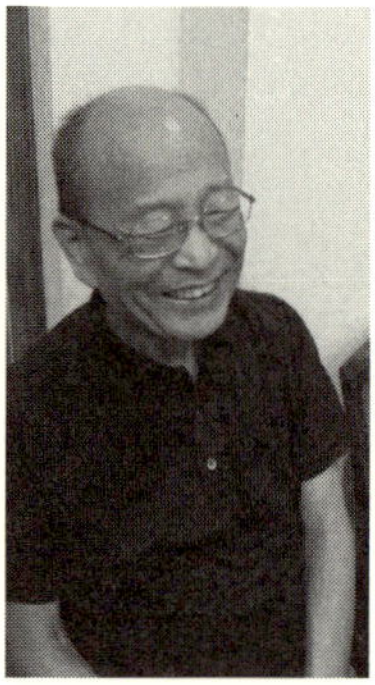

池内様

（神戸市在住）67歳　会員番号二七五

インタビュー

六年ほど前に脳梗塞を患い、しばらく入院して治療を受けていたことがあるのですが、その後は手もあがらなくなり、仕事にもつけない有様でした。それはもう大変な時期が続いたのですが、幸い小さなしこりが残っただけでなんとか元気になりました。ただそのころから慢性的に腰の痛みは感じていたのです。それが昨年の一月あたりから急に具合が悪くなり苦しんでいました。三月か四月頃でしたか、家内の友人の方の紹介で先生と出会ったのです。

何しろ永年の持病でしたから、手術の覚悟はしていました。実際その予定も決まっていました。それでも先生からの施術を受け、お話を聞いているうちに、私の考え方が前向きに変わってきました。

初めは月に二回の通院でしたが、先生からはこんな風に生活を変えてみたらと提言をいただいたり、健康や医療に関する資料をいただいたり、また自分なりに勉強もしました。免疫療法のことも知り、脳梗塞への対処の仕方などずいぶんと得るものがありました。もちろん教えていただいた健康法も試みました。それで改めて先生の施術をふり返ってみると、痛くもなく寝ている間にいつの間にか腰の痛みがひいていたのですね。これまではついつい腰が曲がる癖があったのですが、それも改善されました。

娘がヨーロッパに住んでいるのですが、先だってその娘の所に行ってきました。長い空の旅でした。もちろん腰は大丈夫でした。

ひとこと

もっと早く出会っていたら、人生は変わっていた。

「どうしてこの俺が!!」、神戸市教育委員会指導部長だった池内さんは、私に逢った最初の日にそう言いました。彼は「悲観」していました。

ふり返ってみると私の会員さんは、おかげさまで八〇代でも九〇代でも皆さん元気です。そのほとんどの方の心の中は、半分、西洋医療からの逃亡者です。そして、その逃亡者の中で、記憶をたどると、九〇前に亡くなった方が、皆無なことに気づきました。その事実を伝えると「そんな夢みたいな」と、池内さんは言われました。

病を告げられ「悲観」し、続いて怒りが始まる「どうしてこの俺が!!」。池内さんの奥さんによると、そのうち軽い「抑うつ症状」になったといいます。

この時、池内さんが経験した「悲観」に続き「怒り」の後の「抑うつ」。このプロセスが、実は治癒へ向かう道であることを、本人も奥様も知りませんでした。

私の会員さんであるカウンセラーの先生の話や、アンドルー・ワイル氏の物語、そして会員さんとの交流などの中から、私もその成り行きを過去に何度か観察してきました。病を敵とみなさず、受容したのち感情は平穏を迎えます。そして心の「治癒」が、病を克服したであろう場面に何度も出会いました。それが、池内さんにもきっと起こると信じました。

手はじめに私は手術の日程が決まっていた、池内さんの「脊柱管狭窄症」を改善することから施術をはじめました。

こういうことを言えば、自惚れに聞こえるかも知れませんが、池内さんのその時の症状では、手術を回避するぐらいのことは、お手のものの範囲でした。池内さんは、病院に行き担当医に「先生、実は、もう腰の痛みが無くなったんです」と告げたのは、二回目の施術の後でした。それから、他の会員さんと同じように月に一〜二回のペースで池内ご夫妻とお会いするようになり、奥さんの方から「夫が前向きに、明るくなってきました」とお聞きしました。そして娘さんやお孫さんの居るヨーロッパにも旅行する気になってくれたようです。

池内さんは生真面目な方で、素晴らしい笑顔をお持ちなのにテレビでバラエティー番組などが流れると、冷めた目で見ているようでした。テレビを見るといえば、ニュースや報道番組が中心です。病気になる前の生活においても、笑うことが他の人に比べて少なく、お腹を抱えて笑うことなどあまり無かったようです。

太宰治の『お伽草紙』に出てくる「こぶとりじいさん」の話を思い出します。「こぶとりじいさん」の話に出てくる「好いじいさん」「悪いじいさん」を、性格が「明るいじいさん」「暗いじいさん」に置き換えると、明るいじいさんは、鬼の前で陽気に踊ってほっぺたのこぶをとってもらい、暗いじいさんは、鬼の前で踊ることができずに、好いじいさんのこぶまでほっぺたに付けられて損をしてしまう。人によって職業や環境で性格が左右されることもあるかも知れませんが、やはり明るい方が得です。そんな話をしていると、さすが池内さん、直ぐに行動に移し、演芸場に足を向けたのです。何かをする時、そして良いことをするにもあれこれ思案する人もいますが、池内さんは持ち前のインテリジェンスが働きました。

筑波大学名誉教授の村上和雄先生をご存知でしょうか。村上先生は、「心と遺伝子研究会」を立ち上げ、心の働きが遺伝子に与える可能性について科学的に検証しようと、意識研究の最先端におられます。そして村上先生により、平均年齢六三歳の糖尿病の患者さんが笑うだけで血糖値を抑える研究などがなされました。その研究の中に、笑いにより血液が全身の細胞に運ぶ酸素の量を増加させる遺伝子や新陳代謝を促す遺伝子のスイッチが笑うことでオンになることがわかりました。

それから、あまりにも有名なのがアメリカの有数な書評誌「サタデーレビュー」のノーマン・カズンズ元編集長です。一九六四年五〇歳の時「強直性脊椎炎」になり、全快する可能性が五百人に一人。もう助からないと告知されたカズンズ氏は薬を止め、人生の明るい面だけ考えようとコミックや、笑いのビデオを浴びるように見ました。十分間大笑いすると二時間痛みから解放され、そして二週間で退院。仕事に復帰したのち、その後カリフォルニア医科大学の教授となり、笑いを研究するチームまで出来ました。病気を笑いで吹き飛ばした偉大な男が書いた本(『笑いという治癒力』)は、アメリカで大ベストセラーになっています。

笑うことが健康に良いというのは、皆さんも聞いたことがあるでしょうし、何となく感覚でわかっています。私もそうでしたが、どれほど効果があるかについて良く分かりませんでしたが、村上先生はじめたくさんの医師達により、笑いという「副作用」の無い薬について結果が出されました。

笑いによって、リウマチの炎症が進む指標のインターロイキン６の数値が劇的に低下、アトピーの症状の改善、ノーマン・カズンズ氏の痛みが取れたように鎮痛効果のあるベータエンドルフィンの分泌、癌をやっつけるＮＫ細胞の活性化などがみられ、笑うことで酸素が脳に行きわたり脳が若返ります。そんな話をしていると、あるご婦人が「家に帰って主人と二人でいても何も笑うことがない」と言われました。何度も言うようですが、あらゆる治癒は自らの内側から起こります。人それぞれ笑いの好みも違います。人に与えられるのではなく、池内さんのように自ら探しに出かけましょう。一緒に居れば落ち着く、笑える友人や楽しめることなどをリストアップしてみましょう。

さて今回の健康アドバイスは、病気を敵と見なさないことです。神や仏は、人を無駄に病気にはしない。病気になった時に適切な治療法を探すとともに、病気を敵とみなさず、戦うよりも受容する気持ちになることも大切です。病は自分で作ったもので、病さえも自分の一部と思うようにする。

私自身も経験があります。今まで生きてきた中で、病に苦しめられた期間が、最も貴重な経験でした。自分の過去、行動を見つめなおすチャンスであり、新しい人生のネクストストーリーの鍵であり、自分のステージを上げる時でもありました。病によって今までの自分の生き方の間違いに気づき、反省し、周りの人の大切さがよく解り、生きているということだけで幸福感に包まれました。その心の転換が治癒の扉を開けます。

「そんな、夢みたいな」と初めて会った日に池内さんが言った言葉を、池内さん自身が笑いに包まれながら確信できる時まで、一緒に夢を見ましょう。

温泉街のフルートの調べ

薬（C型肝炎・インターフェロン）

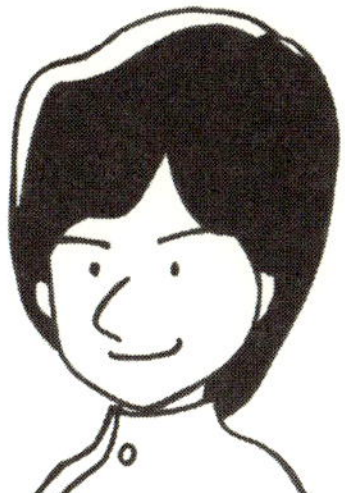

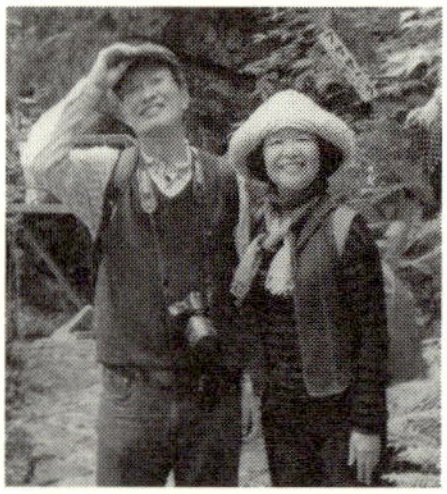

浅井様（名古屋市在住）71歳　会員番号〇〇二

インタビュー

十年ほど前になりますが、会社の定期検診の血液検査でひっかかりまして、C型肝炎の疑いありということで家の近くの内科医にかかるようになりました。どうやら小学校・中学校の時の集団検診での注射針の使いまわしが原因ではないかと言われました。ウィルスというのは何十年も潜伏するらしく、体が弱ったころに発症するのだそうです。そういえばその頃は町内会長の役を引き受けてしまい、何かと忙しかったものです。そのためすっかり体調を崩してしまいました。それで基準値を大幅に超える数値が出てしまったのでしょうね。

かかりつけのお医者さんからは「七〇歳を越えるともう受けられなくなるから」とインターフェロンの投薬を受けることになりました。抗癌剤だから嫌だなと思ったのですが、体もだるいし、治るのだったらまあいいかと思ったのがそもその間違いでした。大学病院を紹介され、そこで毎月一回およそ一年間のインターフェロン治療が行われるようになったのです。ところが良くなるどころか、味覚が異常になり何を食べてもおいしくない。すっかり食欲不振に陥ってしまい、当然体重も七、八キロは痩せてしまいました。朝起きるのもつらく、もう体力・気力ともに失せてしまって、ふさぎがちになってしまったのです。

そうした時だったのですが、従兄で東洋医学や免疫療法に詳しい者がいて、私の様子を見かねたのか、いい先生がいるよ、と紹介してくれました。愛知県からだと遠いしと最初は迷っていたのですが、家内と一緒に行ってみようかということになりまして・・・それが先生との出会いです。

先生からの教えを受けているうちに、これまで服用してきた薬も止めるようになり、病院通いもキャンセルして、月に一度の先生の施術に通うだけで、体重も回復し、元気を取り戻しました。おかげでこの一年間風邪をひいたこともありません。
実は私はフルート演奏が趣味なんです。二四歳のころに会社のフルート倶楽部に入ったのがきっかけで、個人レッスンも受けるようになり、演奏会にもよく聴きに行ったりしています。今では全国のフルートの大きな大会には家内と二人で出かけ、会場のある地域の温泉めぐりも楽しんでいます。家内のほうは六〇歳手前あたりから右膝を悪くしてしまい、特に階段の上り下りが大変なんです。私が先生の所に通うようになってからは、家内も一緒に診てもらうようになりました。施術を受けますと体調がすごくいいものですから、いつも二人そろって遠出できるようになりました。

ひとこと
元気になって旅行も楽しい。

浅井さんは顔色がすぐれないことと手の冷たさが印象的でした。足の皮膚は薬による副作用でしょうか茶褐色に変色し、病気に疲れたと言うよりも、治療に疲れているようでした。親戚の治療家から勧められ代替療法を試すということで私達を選ばれました。初めは、一般治療と並行していましたが浅井さんは薬を止めるという決断をします。薬を止めることも立派な治療の一つですが、病院と縁を切るのは大変勇気のいることでした。

しかし浅井さんは、自分の身体に耳を澄まし、自分の感性を信じた結果大きな賭けに出ました。そして、これまでゆっくりと入浴する習慣が無かった浅井さんは私と一緒に湯船につかるなどのことから始まり、少しずつ整体療法をしているうちに、足の変色も戻り、元気をとり戻されました。やがて避けていた病院に行き血液検査などをすると、白血球総数・白血球内の顆粒球・リンパ球などを調べる分画検査の結果も申し分なく、他の検査も全く優等生の結果となり、今ではほがらかな奥さんと二人で海外・国内での旅行を楽しんでいます。

毎月名古屋から来られる度、各地の温泉評価やグルメレポートを語って、私達を楽しませてくれています。

食品を購入する時、生産地を気にしたり添加物を気にしたりして、口から体内に溜まる毒素を気にされますが、毒素が身体に入り込むのは口や鼻の呼吸器や皮膚からだけではありません。

消費者保護の立場での活動家として知られる米国のケビン・トルドー氏の著作にもあるのですが、目や耳から入る毒素も私達を蝕み、自発的治癒力から遠ざけています。情報社会でインターネットやテレビから垂れ流される暗い事件の数々は、視覚からも聴覚からも忍び寄り、身心共に有害なものが溜まります。

浅井さんの自発的な治癒を促したものの一つに、自ら奏でるフルートの音色があったようです。「浅井は本当に元気になりました」と言われる奥さんの横には、ダンディなフルーティストが居ました。

さて、今回の健康アドバイス。浅井さんは薬を止めました。それに異をとなえなかった奥さんの気持ちも、今回にかぎっては正解でした。業界でよく言われるジョークですが、〝逆もまた真なり〟、クスリという日本語を反対にするとリスクと言う英語に変わります。心の片隅に留めておいて下さい。

健康を得るために、例えば口から入るものではトランス脂肪酸を避けたり、呼吸器系にはマイナスイオン一杯の風を吸い込んだり、皮膚には適度な紫外線を当てたりするように、そして視覚から脳へ伝わる毒素を薄めたり、聴覚から脳に伝わる毒素を追い出したりするため、一日に一度、たとえ短い時間でも好みの美術品や絵画を見つけて眺めたり、お気に入りの音楽を聞く時間をつくりましょう。

私の場合は、川の水の音が好きです。東山魁夷氏の絵も和みます。たまの休日、人気のない川に出かけたり、東山魁夷氏の絵を観に出かけたりします。すぐに出来ることでしたら、アリゾナ大学教授アンドルー・ワイル博士が言うようにニュース、新聞、テレビを見ない日を週に一度、インターネットから遠ざかる日を時々作り、男女問わず、花を毎日側に置くようにする。さらにはもっとたくさんの花を置くようになると、知らず知らずにきっと貴方の免疫に働きかけるはずです。

夕暮れ時、湯上りの旅の宿、浴衣姿でフルートを奏でるダンディなフルーティストの姿が目に浮かびます。今日は、何所の温泉街に居ることでしょう。

黄昏の坂道

加齢

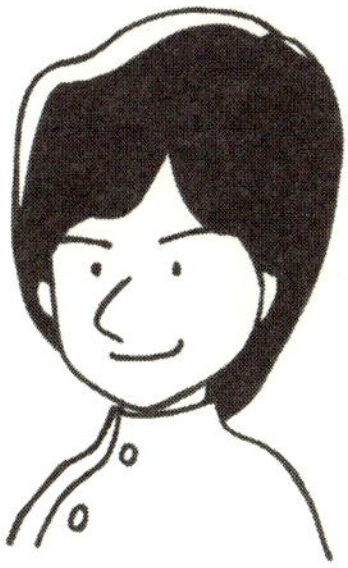

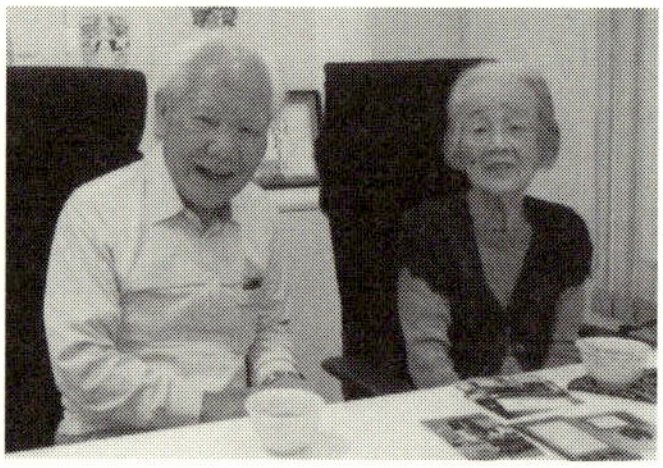

小笠原様ご夫妻（神戸市在住）

夫・90歳　会員番号〇七八

妻・90歳　会員番号〇一六

インタビュー

もう五、六年も前になりますが、膝が痛くて痛くて座ることもままならなかった。確か夏のころだったと思いますが、田中先生の施術を受けたところ、何ら痛いこともなさらないのに一発で痛みが取れたのですね。階段を上るように言われ、てっきり手を引いてもらえるものと思っていたら、手すりを持ってでも独りで歩くようにと。もう覚悟を決めてエイヤーと動き出したら、痛みもなく歩けたのですね。これにはびっくり。すっかりファンになりました。

それからは主人も、息子の嫁も診ていただいたのですが、主人のほうは九〇歳になるのにいたって首が痛くなり、それを治していただき、その後今では健康で風邪一つ引かないのですよ。それでも予防のためと言ってね、進んで施術を受けているのです。とにかく気持ちがよくて、体が軽くなる。天井にまで手が届きそうな気がすると言っています。一方の嫁のほうは、先生からはこのままではおそらく二、三年後には歩けなくなるよと、ご忠告を受けていたのにそのままにしていたため大変なことになりました。それからちょうど二年後のことです。正月前に痛みはじめ、あらゆる整形外科・整骨院を回りましたが一向に治らず、とうとう正月の最中に骨まで痛み動けなくなったのです。病院はしまっているし、無理を言って田中先生のところに車で駆けつけて診ていただいた。お正月のことでほかの患者さんがいらっしゃらなくて、すぐに施術をしていただけました。三日間通いましたが、すっかり良くなって、あれからは痛いとも言わなくなりました。

実は深刻だったのが、孫なのです。栄養士として老人ホームに勤めていたのですが、人手が足りなかったのか、ともかく忙しくて早朝から深夜まで働いていました。代わりの人がいないので休むことも辞めることもできず、疲れて体がだるい体がだるいと言っていました。そうこうしているうちに職場の健康診断に引っかかり指定の病院通いをすることに。でも病院では原因がわからないということで、一向に良くなる気配もない。あまりにも酷いので勤めを辞めることにしました。

それでやっと田中先生にお世話になることになったのです。診ていただくと、孫の腕・背中・お尻にかけて肌が茶色に変色していたのですよ。実はこれではもう助からないのではないかと内心では思っていました。先生からは月に二回来なさいと言われ、生活のアドバイスを精神面も含め細かく指導を受けました。三ケ月ほど通いましたか、そうしたらすっかり良くなって、背中の染みもきれいに消えてなくなったから本当に驚きです。今では新しい職場も見つかり元気に勤めています。

ここへ来ればひと月の命が保証されたと思って、夫婦で毎月来ています。そういえば少し前ですか、二人で手をつないで坂道を歩いていたら、通りすがりの人から「年をとっても仲がいいですね、うらやましい」と声をかけられ、思わずお互いを見つめ直してしまいました。今まで手をつないで歩くなんてことはなかったですからね。お互いにもう歳のことは忘れていつまでも健康でいられたらと願っています。おかげさまで九〇歳になった主人はこのたび瑞寶雙光章をいただきました。

ひとこと

先生は神様、我が家は先生がいないと立ちいきません。

「歳だから仕方が無い」「老化によるものですね」と言うお医者様が多いようです。そう言われて患者さん自らも「歳には勝てない」、中には自ら「長生きしすぎた」と言われる方もいます。

加齢ですというお医者様に果たして患者さんを治せるのでしょうか。自ら長生きしすぎたと言う患者さんも治るのでしょうか。歳をとっても良いことは有ります。皆さんも一度は聞いたことがあるはずです。若い時分は進行の速い癌も、歳をとったら遅くなる。そのこと一つをとりあげても、考えようによっては加齢による良いことの一つです。免疫システムが上手にシフトすれば、若い頃の有利なものが消えても新しいものが生まれてくる。老化など事実ですらなく、老化によって取り戻すことの出来ないと思われる身体に起こる障害、不可能を私達は通過点だと思わなければと思うのです。施術者として「老化」というものを言い訳にするわけにはいきません。

ある日の思い出ですが、長年美空ひばりさんを育てたことで有名な、東宝演劇部の黒田耕司氏と知遇を得ました。東宝映画全盛期、怪獣映画のゴジラ路線の田中友幸プロデューサーと共に東宝映画を支えた二枚看板の一人です。私の幼少の頃テレビが普及し始め、幾つもの子供用の娯楽番組が放送されました。「月光仮面」「白馬童子」「快傑ハリマオ」、それから私が一番夢中になったのが「ゴジラ」であり、「ウルトラマン」でした。半世紀の時が経つものの黒田氏にその話をしていると、「一度撮影所に遊びに行きませんか」と誘われました。

昔の憧憬がよみがえり、私にとって子供時代

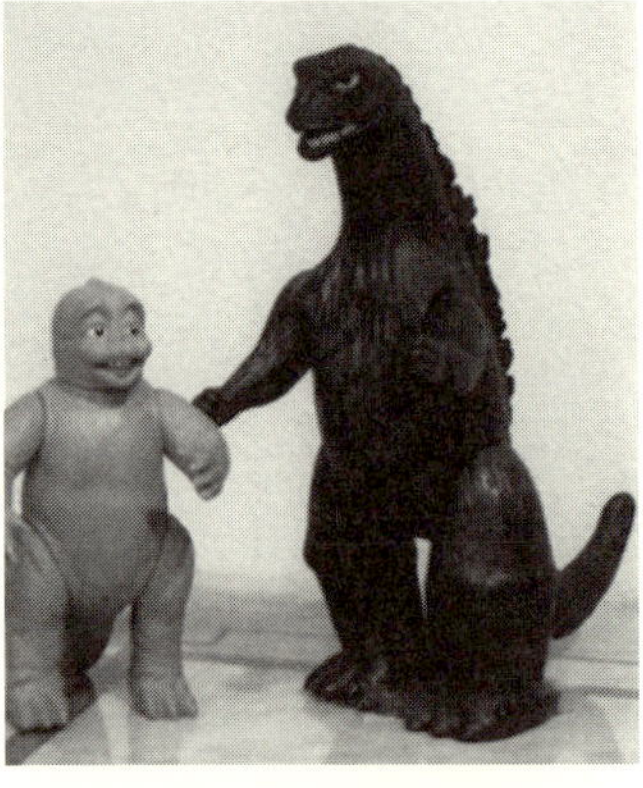

ゴジラとミニラ

の聖地ともいえる怪獣映画の撮影場所に行けることになりました。華奢な往年の大プロデューサー黒田氏と聖地に足を踏み入れると、その時のプロデューサーサーに出迎えて頂きました。俳優の高島忠夫さんは、若い頃幾つもの怪獣映画に出演されていましたが、私が見学に行った時は息子さん達が父の跡を継いで出演されていました。撮影所見学の合間、私は所内にあるコーヒールームに一人でいくと、人気怪獣の着ぐるみに入っている若者と小さな老人が向かい合う隣の席に着きました。挨拶をして話の中に入らせてもらうと、その老人は、「ゴジラの息子」というヒット作品の中でのゴジラの息子「ミニラ」の役で、その着ぐるみの中に入っていた小人症の通称「まーちゃん」だと紹介されました。

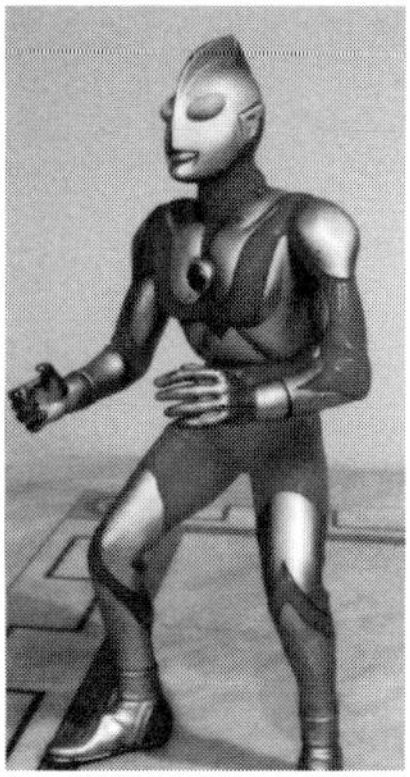

ウルトラマン

その映画はゴジラに息子がいて、怪獣としての色々な教育をし、他の悪い怪獣をやっつけるというゴジラ映画の中でもコミカルなものでした。まーちゃんは、若い着ぐるみ俳優に向かって「子供を喜ばすには尻尾はこう振って、ああ振って」と、着ぐるみの動作を一生懸命語っていました。今の怪獣映画はＣＧとその他の特撮技術で着ぐるみ自体の動きがそれほど重要なものとは思われませんが、大先輩の子供に対する精神性を若者は背筋を伸ばし真摯に聴いています。その姿は微笑ましい限りです。本当に素晴らしい青年でした。

そんな時、私を探しに現れた黒田氏が私の側に居る小さな着ぐるみ俳優に「まーちゃんじゃないか」と懐かしそうに声をかけました。時を隔てたとはいえ「まーちゃん」の黒田氏を見る緊張した眼差しが昔の二人の上下関係、立場を表しているようです。その日「まーちゃん」は懐かしい職場に何十年かぶりでたまたま遊びに来ていたらしく、そこで大プロデューサーと顔さえスクリーンに見せることの出来ない着ぐるみの俳優との邂逅がありました。

現役時代の「まーちゃん」から見れば雲の上の人である黒田氏が色々と話かけるのですが、何十年も経ったその時でも「まーちゃん」は身体を硬くしたままでした。

黒田氏は「まーちゃん」から視線を外し、私に向かって「ついでだから円谷プロも見学しませんか」と言うのです。ゴジラを生みだし、ゴジラに次ぐ私のヒーロー「ウルトラマン」を生んだ今は亡き大監督の円谷英二。世界の映画ファンから見れば黒沢明監督と肩を並べる特撮の神様。私は子供の時に見た夢の真ん中にいました。黒田氏は「まーちゃん」にも「一緒に行かないか」と誘いをかけたのです。大プロデューサーの一言に断る術もなく、「まーちゃん」と並んでコーヒールームを後にしました。私の胸より低い背丈の「まーちゃん」だけど、その昔何十万人もの子供を魅了した、誰も知らないミニラと一緒に歩くことができて至福の時でした。聞けば円谷プロダクションは東宝撮影所に程近い坂道を上がったところにあるといいます。

三人で外に出ると辺りもすっかり暗くなりつつあり、その黄昏の坂道を行く時、黒田氏が「まーちゃん、危ないから手をひいてあげようね」と小声で話しかけ「まーちゃん」の小さな手を探りました。年齢は黒田氏の方が上でしょうが、小さな「まーちゃん」の足元を気遣ったのか、昔の二人なら考えられない光景です。時の流れは二人の天秤の傾きを平行にしました。年輪に刻まれた優しさに魅せられ、手をつなぎ前をトコトコ歩く小柄な二つの影が私の胸を熱くし、何故だか滲んで揺れて見えたのを、今でも忘れられません。朝日に向かう若い生命は輝いているが、黄昏にいる命も震えるほど美しい時があります。

話は変わりますが、私達の会員である小笠原さんは夫婦そろって九〇歳です。「私達は患者じゃない、信者です。先生の顔を見ただけで治る」などと嬉しいことを毎回言ってくれます。息子さんもお嫁さんもお孫さんも、家族九人が会員さんです。顔を見ただけで治る、鰯の頭も信心から、信じるものは救われる、それをプラセボ効果といいます。

イギリスのサイモン・シンとドイツのエッツァート・エルンストという二人の物理学者が、代替医療を推進するチャールズ皇太子を揶揄する「チャールズ英国皇太子に捧ぐ」とした書物『代替医療のトリック』(二〇一〇)の中で、代替医療に反対する立場から代替医療のトリックを科学的に検証しようとしました。代替医療に懐疑的なその彼らも、鍼灸・カイロプラティック・整骨・アロマセラピー・吸玉療法(カッピング)・結腸洗浄・サプリメント・風水・瞑想そして日本では浪越徳次郎氏を創始者とする指圧など、そのほとんどにプラセボ効果は認めています。人の信念、心情にもよりますが一般的に例えば薬を投与する時、錠剤よりも注射の方が効果は高く、薬を手渡す者はTシャツを着た医師より白衣の医師の方の効果が高くなったりします。それもプラセボ効果の一例です。

一八五〇年頃、フローレンス・ナイチンゲールはトルコの悪名高いスクタリ病院にいました。そこで彼女は戦争の銃弾で受けた傷よりも劣悪な衛生環境で亡くなる兵士が多いことに気づき、風でも吹けばトイレの配管口から下水の空気が上がってきて、病人の寝ている通路や病室に流れ込むという状態を改善することで、収容された兵士の死亡率を四三パーセントから僅かの年月で二パーセントまでに低下させました。しかし、時の陸軍主任軍医官から生存率が向上したのはナイチンゲールらによる衛生状態の向上のおかげだけとは限らない等の中傷を受けます。そして彼女は父親の英才教育のもとに授けられた優れた数学能力による知識・社会統計学を利用し、衛生がいかに大事かというデータを打ち出しその中傷に勝利することができ、ナイチンゲールは科学的根拠の重要性を示しました。けれども、兵士達の生存率が向上したのはそれだけなのでしょうか。面目を潰されナイチンゲールの足を引っ張る軍医達を相手に頑張りぬく、すらりとしたその姿は「救いの天使」と呼ばれ、科学とともに、プラゼボ効果も発揮したに違いありません。

十八世紀にジェームス・リンドという人が柑橘類で壊血病を予防出来ることを発見しました。何故効果があるのかわからないまま世界中に広まり、科学者がそのことを立証するにはかなりの時間を要しました。いつの日か代替医療及びプラセボ効果も科学的に立証され治癒に欠かせないものであることが証明される日が来るかも知れません。

話は元小学校の校長をされていた小笠原さんに戻ります。島根県出身第七四代内閣総理大臣・竹下登氏と同じ村の出身で、元小学校の校長をされていた竹下氏が政治舞台に登場する前、小学校の代用教員をしていた頃、小笠原さんご夫妻は揃って教員をされていたので、会議などでは「のぼるさん、のぼるさん」と声をかけあい、しょっちゅう顔を合わせた仲でした。戦後の混乱期の教育現場や奥さんが当時教員らしからぬ「電髪」、今でいうパーマをあて教壇に立ち保護者から顰蹙をかったエピソード等、興味深い話をいつも楽しく聞いています。

ある木枯らしの吹く日、小笠原さん夫妻の仲むつまじく寄り添い歩く姿を見て、見ず知らずの人から「羨ましいですね」と声をかけられました。そして、小笠原さんの奥さんは若い頃など一度だって手をつないだことが無いのに、九〇歳にもなって初めてつないだと言います。羨ましいと言われ、まんざらでもないご主人も、齢を取ったなりに良いこともあるといいます。その表情に加齢のやつれはありません。そんな小笠原さんのいつも前向きな言葉に、素晴らしいサプライズが乗っかってきました。平成二六年十二月、*瑞寶雙光章を小笠原さんのご主人が受章したのです。「長生きさせてくれた先生に一番先に見てもらおうと思って」と小笠原さんご夫婦が勲章を手にやってきました。

さて今回の健康アドバイスは、小笠原さんのように毎日一言だけでも前向きな言葉を口にしてみましょう。そんなことわかっていると言う人もいますが、案外言わずにいる方も多い。私の知る女性で、毎日明るい言葉を使っていると自慢だった人も、ある投資に失敗してトラブルに陥った時、周りで聞いているのがかわいそうなぐらいのマイナス言葉の数々。晴れた時は言えても雨の日・風の日はなかなか言うことは難しいようです。それでも日々是好日と思って「明日天気になぁれ」。悪いことの後にはきっと良いこともあるものです。

「感謝」「神様仏様おかげ様」そして「有難う」。新潟大学医学部教授の安保先生も有難うという言葉は魔法の言葉と言っておられます。明日に繋がる言葉なら何でも良い、自分自身に自分の声を聞かせると、自らプラセボ効果を高めることができます。

シェークスピアは言いました。

「人は考える故に人は存在する。人は考える通りになる。その努力は運命さえも変える」と。

ナイチンゲールは言いました。

「物事を始めるチャンスを、私は逃さない。たとえマスタードの種のように小さな始まりでも、芽を出し、根を張ることがいくらでもある」

きっとあなたの免疫系に働きかけるはずです。

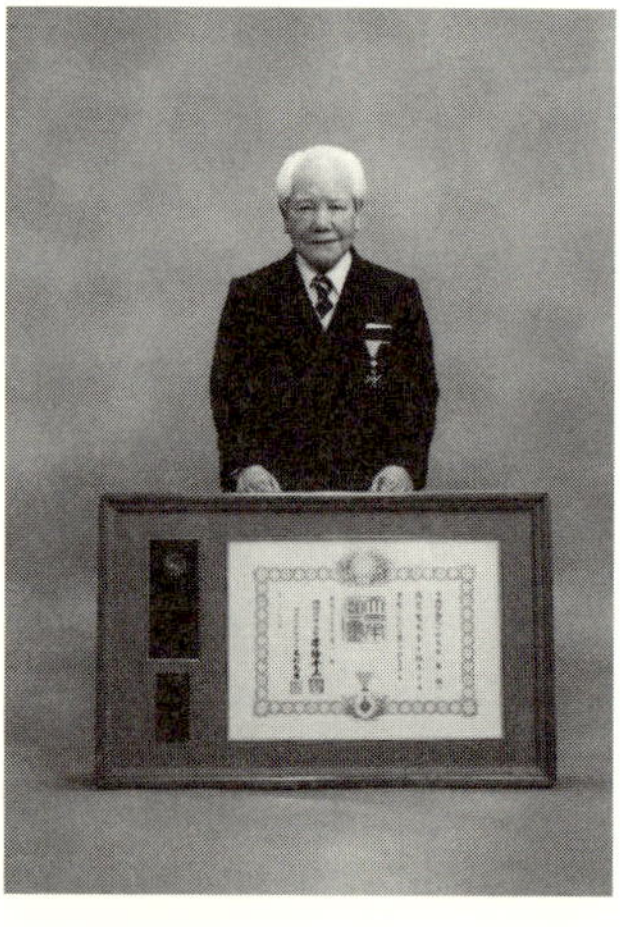

エピローグ

願わくば　日々　深い呼吸を忘れず。
一日一度　笑顔をつくり　前向きな言葉　感謝の言葉を口にして。
出来る範囲で一隅を照らす何かを見つけ
少しの時間でも　花の有る部屋で　心休まる音楽に包まれ。
祈りの中に　その日一日の澱《おり》を流して。
願わくば　過去大切な人との切れた糸を　許し許され結びなおす
ことが出来れば。
そして万が一　病に倒れても　新しい自分との出会いだと思い
病に逆らわず　これまでの生き方を修正して。
過去より未来を願うことで健やかな日々が訪れるはずです。

私は立派な治療家ではありません　有能な鍼灸・柔道整復師の
先生方やスタッフに支えられ
そして、素晴らしい師に恵まれました。
私が初めて恩師に　お会いしたとき
何とか技術を盗む為に　頑張りました。
ところが日が経つにつれ　恩師の無垢な人間性に魅せられ
誉められることが　何よりも嬉しく生きがいになりました。
やがて一緒に街を歩いているだけで　周りの人に
優越感さえ感じている日々が　続きました。
ある静かな夜のことです。恩師のお宅にお邪魔した時
恩師が先にお休みになり

奥様と二人で　ご自宅にあるバーカウンターで向かい合い
奥様自身に　砕いていただいた氷で　お酒を飲みました。
七〇歳をゆうに越えているのに　奥様はお酒が大好き。
やがて奥様が　酔いつぶれる寸前にバーカウンターに　両肘を突き
その上に顎をのせこう言いました。
「私は　生まれ変わったら　もう一度　あの人（恩師）と一緒になるよ　なぜだか
わかる？」
まどろみの中　奥様は私に問いかけます。
「何故でしょうか？」と　逆に聞き返しますと
瞼をとじて　夜空の星屑が囁くような　小さな声で言いました。
「あの人は　出会った日から　ずっと私を輝かせてくれたから」

《主な参考文献》

『西式健康法入門』西式健康法・西会本部編（平河出版社）一九九三
『癒す心、治る力』アンドルー・ワイル／上野圭一訳（角川書店）一九九八
『代替医療のトリック』サイモン・シン／エツァート・エルンスト／青木薫訳（新潮社）二〇一〇
『医療と霊性』阿岸鉄三（医学と看護社）二〇一三
『自律神経と免疫の法則』安保徹（三和書籍）二〇〇四
『非常識の医学書』安保徹（実業之日本社）二〇〇九

B. メディカルアカデミー
ブランメル整体院（田中正悟院長）
〒550-0015 大阪府大阪市西区南堀江 3-8-3
E-mail : brunmel.66@angel.ocn.jp

雨上がりの虹
二〇一五年十二月十日発行
著　者　田中正悟
発行者　松村信人
発行所　澪　標《みおつくし》
大阪市中央区内平野町二 - 三 - 十一 - 二〇三
TEL　〇六 - 六九四四 - 〇八六九
FAX　〇六 - 六九四四 - 〇六〇〇
振替　〇〇九七〇 - 三 - 七二五〇六
印刷製本　亜細亜印刷株式会社
DTP　山響堂 pro.